Un ordre pour les chirurgiens-dentistes en France

24 septembre 1945

Médecine à travers les siècles

Collection dirigée par le Docteur Xavier Riaud

L'objectif de cette collection est de constituer « une histoire grand public » de la médecine ainsi que de ses acteurs plus ou moins connus, de l'Antiquité à nos jours.
Si elle se veut un hommage à ceux qui ont contribué au progrès de l'humanité, elle ne néglige pas pour autant les zones d'ombre ou les dérives de la science médicale.
C'est en ce sens que – conformément à ce que devrait être l'enseignement de l'histoire –, elle ambitionne une « vision globale » et non partielle ou partiale comme cela est trop souvent le cas.

Dernières parutions

Pierre AUBRY, avec la collaboration de Bernard-Alex GAÜZÈRE, *Jean et Charles-Guillaume Viguerie. La chirurgie toulousaine aux XVIIIe et XIXe siècles*, 2018.
Gérard ALEXANDRE, *Histoire d'os. Mémoire d'un chirurgien orthopédiste (1959/2017)*, 2018.
Michel A. GERMAIN, *Les sarcomes osseux chez l'enfant. Une longue histoire*, 2018.
Philippe SCHERPEREEL, Marc DECOULX, Gérard BISERTE †, *Histoire de la faculté de médecine et des hôpitaux de Lille*, 2018.
Jacques CHABANNES, *La neurochirurgie en Auvergne. Quarante années fondatrices (1953-1993)*, 2018.
Michel A. GERMAIN, Frédéric Chopin (1810-1849). *Un musicien de génie atteint d'une maladie rare, la mucoviscidose*, 2018.
André Julien FABRE, *Médecins et politique. Galerie de portraits de médecins politiciens à travers les âges*, 2018.
Jacques VASSAULT, *Contribution à l'histoire de l'asile d'aliénés d'Évreux. Tome II : Les pratiques*, 2018.
Jacques VASSAULT, *Contribution à l'histoire de l'asile d'aliénés d'Évreux. Tome I : Création de l'établissement*, 2018.
Pierre AUBRY, avec la collaboration de Bernard-Alex GAÜZÈRE, *Médecin conchyliologue et océan Indo-Pacifique*, 2018.

Maxime Cournault

Un ordre pour les chirurgiens-dentistes en France

24 septembre 1945

Préface du Dr Xavier Riaud

L'Harmattan

5-7, rue de l'Ecole-Polytechnique, 75005 Paris

http://www.editions-harmattan.fr

ISBN : 978-2-343-16078-8
EAN : 9782343160788

« *Nulle chose n'est compréhensible que par son histoire.* »

Pierre Teilhard de Chardin (1881-1955)
L'avenir de l'homme

« *Que l'Ordre né de tous soit une sauvegarde pour tous.* »

Bulletin de la section dentaire du Conseil national de l'Ordre des médecins, numéro 1, avril 1943.

Préface

Par choix, mais aussi par désintérêt pour une certaine banalité, en ayant beaucoup écrit auparavant, j'ai pris la décision, il y a peu, de ne plus m'impliquer dans la rédaction de préfaces, à quelques exceptions près toutefois. J'ai souhaité privilégier la rareté et la qualité à une opinion systématique sur tout qui finirait dans un certain stéréotype. Pourtant, ici, pour Maxime Cournault, j'ai voulu prendre ma plume et chausser mes bottes d'écrivain encore une fois, un temps remisées au placard. C'est au travers d'un regard amical et confraternel que je vais apporter une maigre contribution à cet ouvrage. Dois-je avancer le mot présomptueux, ici, d'« obole » ? Je ne sais.

Toujours est-il que depuis quelque temps, la Faculté dentaire de Nancy me sollicite régulièrement pour participer à des jurys de thèse de doctorat à caractère historique. J'en suis très honoré et, je l'avoue bien volontiers, flatté. De fait, il y a plusieurs années, j'ai publié la thèse de Mathieu Bertrand dans la collection Médecine à travers les siècles aux Editions L'Harmattan[1]. Mathieu est un garçon extrêmement cultivé et charmant au demeurant. Le hasard a voulu qu'il soit un ami proche de Maxime Cournault. Comme l'adage l'affirme : *« Qui se ressemble s'assemble ! »* Deux dentistes bien éduqués, jeunes, volontaires, érudits, passionnés par la culture et l'histoire qui s'orientent, tous deux, naturellement vers des thèses d'histoire de l'art dentaire ! Je reconnais avoir été émerveillé par ces deux garçons. Si tous les futurs dentistes qui arrivent sont de cette valeur, alors la chirurgie dentaire de demain n'a pas d'inquiétude à avoir sur son avenir.

Maxime Cournault, j'ai eu la chance de le rencontrer davantage, puisque j'ai codirigé sa thèse de doctorat et que j'ai contribué

---

[1] Bertrand Mathieu, *Horace Wells (1815-1848) et William T. G. Morton (1819-1868), la rencontre improbable de deux précurseurs de l'anesthésie*, L'Harmattan (éd.), Collection Médecine à travers les siècles, Paris, 2013.

modestement à son embellissement[2]. Aujourd'hui, j'y reviens dans une œuvre plus littéraire.

Il est des gens que l'on sent brillants, que l'on sent au-dessus des autres. Sympathiques, ils ont le don de transcender les choses ou de donner de la beauté, ou un sens, aux éléments les plus simples.

Maxime appartient à ces personnes rares et d'excellence. Ses amis ne s'y sont pas trompés le jour de sa soutenance puisqu'ils l'ont un peu taquiné - gentiment - sur quelques-uns de ses principes, quelques-unes de ses habitudes. En définitive, rien de bien méchant. Il en ressort cependant une chose : Maxime est unanimement aimé, parce que c'est un bon garçon, fiable, sur qui l'on peut compter. L'ami idéal, le gendre idéal... J'ai appris une chose à son contact. Maxime peut aller loin pourvu qu'on lui tende la main et qu'il le veuille. Il en a toutes les qualités. Ainsi, personne, jusqu'à lui, n'avait eu accès, avec l'aval de l'ancien président du Conseil national de l'Ordre des chirurgiens-dentistes, le Dr Gilbert Bouteille, aux archives ordinales, avec l'objectif de faire la lumière sur toutes les zones d'ombre inhérentes à la Seconde Guerre mondiale dans la jeune histoire ordinale. Et Maxime, avec toute la diplomatie qu'on lui connaît, a largement rempli sa mission. Cela a été un plaisir sincère, indicible, sans commune mesure de te rencontrer, mon cher Maxime, et de travailler avec toi. J'espère que, vous, Lecteur, derrière chaque phrase de cet ouvrage, percevrez les mêmes émotions et les mêmes joies que celles que j'ai éprouvées dans cette collaboration d'abord universitaire, puis éditoriale plus tard.

Pourtant, écrire sur un tel sujet présentait des risques certains et n'a certes pas été chose facile, mais Maxime a su, à force d'opiniâtreté et de patience, renverser tous les obstacles. Il est parvenu à livrer un authentique travail d'historien : objectif, complet et sans parti pris. Pour avoir lu les travaux d'Henri Morgenstern sur la question, qui ont déclenché quelques

---

[2] Cournault Maxime, *24 septembre 1945 : un Ordre pour les chirurgiens-dentistes en France*, Thèse Doct. Chir. Dent., U. F. R. Odontologie Nancy, 2017.

polémiques en leur temps, qui est aussi un brillant dentiste historien-chercheur, mais aussi un écorché vif puisque son père a été déporté à Auschwitz et n'en est pas revenu - ce qui se comprend aisément d'ailleurs et on le serait à moins -, je peux vous assurer que la tâche de Maxime était ardue et qu'il a su faire la part des choses dans son analyse pour nous livrer un travail d'une objectivité indiscutable. Qui plus est, c'était la condition *sine qua non* pour que je l'assiste.

Docteur Xavier Riaud

Docteur en chirurgie dentaire

Docteur en épistémologie, histoire des sciences et des techniques

Lauréat et membre associé national de l'Académie nationale de chirurgie dentaire

Membre libre de l'Académie nationale de chirurgie

Avant-propos

« *Les Ordres sont les instances de régulation des professions réglementées. Créé par l'ordonnance du 24 septembre 1945, l'Ordre national des chirurgiens-dentistes rassemble toutes les personnes habilitées à exercer la profession de chirurgien-dentiste en France*[3]. »

Voici les premières phrases publiées sur la page Web de l'Ordre national des chirurgiens-dentistes, introduites par la question légitime : « *Qui sommes-nous ?* ». C'est ainsi que l'Ordre choisit de se présenter sur son site Internet, vitrine et outil de communication aujourd'hui incontournable. L'Ordre des sages-femmes avance également cette date sur son propre site. Dès le premier paragraphe de sa page intitulée « *Histoire* », il explique : « *L'Ordre des sages-femmes a été instauré par l'ordonnance du 24 septembre 1945 du général de Gaulle, concomitamment avec l'Ordre des médecins et l'Ordre des chirurgiens-dentistes*[4]. »

Sont rappelées du même coup les trois professions concernées par la fameuse ordonnance. Seul, le Conseil national de l'Ordre des médecins ne débute pas par cette date. Il revient en quatre petits paragraphes sur la seconde moitié du XIXe siècle et le début du XXe, avant de déclarer, lui aussi : « *24 septembre 1945. Une ordonnance du général de Gaulle, chef du gouvernement provisoire de la République, crée l'Ordre des médecins dont la principale mission est de veiller au respect de l'éthique médicale*[5]. »

---

[3] ORDRE NATIONAL DES CHIRURGIENS-DENTISTES. Attributions de l'Ordre [en ligne]. Paris : Conseil national de l'Ordre des chirurgiens-dentistes ; 2016 [cité le 3 octobre 2016]. Disponible sur http://www.ordre-chirurgiens-dentistes.fr/lordre/attributions-de-lordre.html.

[4] CONSEIL NATIONAL DE L'ORDRE DES SAGES-FEMMES. Histoire [en ligne]. Paris : Conseil national de l'Ordre des sages-femmes ; 2016 [cité le 3 octobre 2016]. Disponible sur http://www.ordre-sages-femmes.fr/ordre/histoire/.

[5] CONSEIL NATIONAL DE L'ORDRE DES MÉDECINS. Historique [en ligne]. Paris : Conseil national de l'Ordre des médecins ; 2016 [cité le 3

24 septembre 1945. Cette ordonnance du général de Gaulle est donc présentée par les Ordres des trois professions concernées, véritablement comme leur acte de naissance. Soixante-dix ans plus tard et malgré les attaques et les vicissitudes, l'autorité et la légitimité de cette instance ne semblent pas remises en cause. En témoigne la création, entre 2004 et 2006, d'Ordres pour les professions de masseurs-kinésithérapeutes, d'infirmiers et de pédicures-podologues.

Or, plus de vingt siècles séparent le serment d'Hippocrate, considéré comme le texte de référence de l'éthique et de la déontologie médicale en occident, de la création, en France, d'un Ordre chargé de « *veiller au respect de l'éthique médicale* ». Si on envisage qu'au temps du célèbre Hippocrate, les auteurs grecs et romains traitent déjà des questions dentaires et du soin de leurs afflictions, il apparaît que médecine et odontologie ont toutes deux connu une longue évolution, avant qu'émergent les structures ordinales que nous connaissons.

Mais, comment se sont organisées la médecine et en particulier la chirurgie dentaire, entre ces deux époques ? Quelles sont les étapes qui précèdent et qui ont marqué la création des instances ordinales des professions médicales en France, et plus spécifiquement de la chirurgie dentaire ?

Face à ces interrogations, notre travail propose de traiter l'ordonnance du 24 septembre 1945, non plus comme un point de départ, position dans laquelle elle est le plus souvent présentée, mais comme un point d'arrivée, un aboutissement.

Nous serons amenés pour cela, à parcourir l'histoire de notre profession, de l'Antiquité jusqu'au XXe siècle, à étudier les évènements, les femmes et les hommes qui ont joué un rôle déterminant, et qui ont fait évoluer la chirurgie dentaire, son organisation en particulier. Nous avons choisi de restreindre cet exposé à la médecine occidentale et à l'histoire de France. La situation à l'étranger ne sera évoquée que dans le cas où elle influencera notre sphère d'étude. Ainsi, nous ouvrirons la première partie par l'Antiquité grecque. Nous reviendrons, du

octobre 2016]. Disponible sur https://www.conseil-national.medecin.fr/historique-1209.

Moyen Âge à la IIIe République, sur l'évolution de la règlementation de la profession dentaire qui a permis, en 1892, aux chirurgiens-dentistes de disposer enfin d'un diplôme. Notre deuxième partie se recentrera sur l'Ordre : de la naissance d'un projet au milieu du XIXe siècle, à la création effective d'un Ordre des médecins en 1940, puis de sa section dentaire en 1941, pour aboutir à l'Ordre des chirurgiens-dentistes en 1945.

Les débuts de la médecine dentaire et de son organisation en France

En Europe, c'est aux médecins et savants grecs que l'on doit les premières descriptions précises de l'organe dentaire et des traitements odontologiques. Ainsi, Hippocrate (v. 460 - v. 370 av. J.-C.), « *le père de la médecine* », étudie les dents sous le triple point de vue de leur anatomie, de leur histoire physiologique et du traitement de leurs maladies[6]. Il décrit également les fractures de la mandibule avec précision en proposant des traitements[7].

Après les Romains Aulus Cornelius Celsus ou Celse (v. 25 av. J.-C. - v. 50 ap. J.-C.) et Pline l'Ancien (23 - 79 ap. J.-C.), c'est de nouveau un « médecin philosophe » grec qui s'intéresse aux dents : Claude Galien (v. 130 - v. 216). Il étudie la pathologie, les malpositions. Il propose une thérapeutique variée et un grand nombre de préparations dentifrices. Cependant, la dentisterie de l'Antiquité ne se résume pas à ces auteurs. Hippocrate, dont le nom demeure associé au fameux serment[8], n'a d'ailleurs écrit qu'un seul ouvrage sur le sujet intitulé *De Dentibus*.

Les dentistes égyptiens soignent les problèmes dentaires. Abulcassis, médecin arabe, aussi. Pour le bassin méditerranéen, citons Scribonius Largus ou encore Théophraste dont les préceptes seront repris par Charlemagne. Comme la science et la médecine, les questions dentaires de l'époque ne sont pas l'affaire de spécialistes, mais de grands penseurs qui ont mis leur curiosité au service de ce domaine.

---

[6] ANDRÉ-BONNET J.-L. *Histoire générale de la chirurgie dentaire*. Paris : Société des Auteurs Modernes ; 1910. p. 41.

[7] ROUOT J. L'Art dentaire dans l'Antiquité. Dans : MARTIGNY M. *Histoire de la médecine, de la pharmacie, de l'art dentaire et de l'art vétérinaire*, Tome 2. Paris : Société française d'éditions professionnelles, médicales et scientifiques ; 1977. pp. 126-128.

[8] Le serment d'Hippocrate, probablement rédigé au IVe siècle av. J.-C., est considéré comme le texte fondateur de l'éthique et de la déontologie médicale en Occident.

Notons deux points communs aux auteurs antiques : le rejet de l'extraction (du moins son report maximum) et les multiples recettes de remèdes.

À l'approche scientifique et descriptive grecque, il faut comparer les réalisations prothétiques retrouvées dans les sépultures phéniciennes et étrusques. C'est le plus souvent l'or, en fil ou en bande, en guise de contention, qui est utilisé. Il est parfois associé à des dents animales ou humaines retravaillées pour former des éléments d'une technicité remarquable. Ces prothèses, pourtant datées de cinq siècles avant notre ère, sont absentes des textes grecs et romains[9]. C'est inattendu au regard de leur exhaustivité et de leur précision. On peut donc penser que la conception de ces éléments n'a pas été le fait de médecins, mais d'artisans aux qualités manuelles indéniables. Cette dualité entre opérateurs aux compétences techniques et penseurs aux connaissances théoriques caractérise la pratique dentaire des siècles à venir, particulièrement celle du Moyen Âge.

Il n'y a pas eu, à proprement parler, de « médecine latine ». La médecine des Latins est gréco-romaine. La pensée médicale, ses méthodes, ses concepts ont été apportés à Rome par les médecins grecs, particulièrement après l'annexion de la Grèce, qui devient province romaine (en 146 av. J.-C.). Galien, le plus grand médecin de son temps, se placera en partie dans la poursuite de l'œuvre hippocratique[10]. Cette médecine gréco-romaine s'étend à l'Empire romain et aux peuples conquis dont les *Gallii*, les Gaulois. Les sources traitant des Gaulois et de leurs pratiques sont très majoritairement romaines. Elles dépeignent une médecine primitive à caractère magique et empirique. Le druide « *très savant* »[11] y occupe une place centrale par sa connaissance des plantes médicinales, des

---

[9] ROUOT J. L'Art dentaire dans l'Antiquité., *op. cit.*, p. 138.

[10] VILLEY R. La Médecine latine, Galien. Dans : MARTIGNY M. *Histoire de la médecine, de la pharmacie, de l'art dentaire et de l'art vétérinaire*, Tome 2. Paris : Société française d'éditions professionnelles, médicales et scientifiques ; 1977. p. 11.

[11] BOUREL G., CHEVALLIER M., GUILLAUSSEAU A., JOUBERT G. *L'histoire de France des origines à nos jours*. Paris : Hatier ; 2015. p. 23.

remèdes, mais également des dieux. En revanche, rien de précis ne décrit une pratique dentaire chez les Gaulois ou ne permet de l'attribuer à tel ou tel individu.

Chez les auteurs gréco-romains, on retiendra la prééminence de la « *médecine dentaire* ». Celle-ci s'axe sur la théorisation des phénomènes, sur des recettes de remèdes et le soin à partir de plantes (phytothérapie bucco-dentaire). Comparativement, la technique opératoire comme la chirurgie des dents y occupe une place moindre[12]. Si l'on ajoute à cela le fait qu'aucun document ne fait clairement état de médecins spécialistes des dents, ni de l'existence, à Rome, d'une législation, d'une organisation professionnelle ou d'un enseignement, la cure des dents dans l'Antiquité nous apparaît comme une activité aux contours imprécis, et à l'organisation difficile à cerner[13].

En 486, Clovis vainc le dernier chef romain en Gaule. Il est le premier roi des Francs. Ses descendants deviendront rois de France[14]. Il est également le premier à se convertir au christianisme. La christianisation du royaume franc va permettre la diffusion du culte des martyrs, puis des saints.

L'intervention du Dieu des chrétiens est décrétée comme étant à l'origine des épreuves et « *souvent les maladies naissent des péchés*[15] ». La clémence divine, par l'intermédiaire des saints guérisseurs, est sollicitée pour la rémission. Le choix du saint à invoquer dépend le plus souvent de deux aspects : une similitude entre la pathologie et le nom du saint - saint Clair d'Albi permet de « *voir clair* » et est prié pour guérir les maux d'yeux - ou bien l'organe sur lequel le saint a subi le martyre. Ainsi, pour les afflictions des dents, on en appelle à Apolline, martyrisée en 249 ap. J.-C. à Alexandrie. Décrite comme vierge et assez âgée, elle aurait eu les dents et les mâchoires brisées

---

[12] VIDAL F. *Regards sur l'histoire de l'art dentaire, de l'époque romaine à nos jours* [en ligne]. [cité le 05 mars 2016]. Disponible sur http://www.academiedentaire.fr/attachments/0000/0095/CH_VIDAL.pdf. p. 9.
[13] *Ibid.*, p. 3.
[14] BOUREL G., CHEVALLIER M. *L'histoire de France des origines à nos jours.*, *op. cit.*, p. 52.
[15] ROGER J. *Médecins chirurgiens et barbiers*. Paris : G. Steinheil ; 1894. p. 18.

par ses bourreaux, et se serait jetée dans le feu plutôt que de renier sa foi. Le récit comme la représentation de son martyr ont évolué. Ainsi, au fil des descriptions, les dents de la martyre ne sautent plus sous les coups des instruments, mais sont arrachées une à une. La pince et la tenaille sont reprises dans l'iconographie pour le symboliser. Le culte de sainte Apolline sera particulièrement populaire à la fin du Moyen Âge[16].

La science et la médecine sont écrasées par l'omniscience divine. Aussi, « *fouiller dans la créature, essayer d'entraver l'œuvre de la mort, c'est entraver l'œuvre de Dieu* [17] ». C'est le début d'un affaiblissement, voire d'une régression du savoir médical.

Les soins dentaires de cette période et leurs descriptions sont d'une grande pauvreté.

---

[16] TRIOULAIRE A. *Sainte Apolline, réalité du martyre et utopie de la légende. Étude du culte d'une sainte et de son étendue.* [Thèse d'exercice]. [Nancy] : Université de Lorraine. Faculté d'Odontologie ; 2013. 332 p.

[17] ANDRÉ-BONNET J.-L. *Histoire générale de la chirurgie dentaire.*, *op. cit.*, p. 51.

Le Moyen Âge : médecins, chirurgiens et barbiers

Si médecine et chirurgie sont réunies par les penseurs de l'Antiquité, le Moyen Âge, en Europe, va avoir tendance à les séparer. Pour se représenter l'exercice des précurseurs de la chirurgie dentaire et les débuts de son organisation, il faut revenir sur la hiérarchie de la médecine médiévale.

Les médecins ont une pratique qui repose sur leur érudition acquise dans les Universités dont on peut associer la fondation à une bulle du pape Alexandre III en date de 1179[18]. L'enseignement, purement théorique, se déroule en latin et est encore basé sur la médecine d'Hippocrate et de Galien, vieille de plusieurs siècles… Les médecins sont presque exclusivement des religieux appartenant au clergé. De fait, cette infime partie de la population à savoir lire a été instruite dans les bibliothèques des églises et monastères où sont gardés les manuscrits de l'Antiquité. Or, l'Église, toute puissante en Occident, va interdire les autopsies et condamner les actes chirurgicaux, et sanglants[19].

Ajoutons que l'œuvre de la main n'est pas une occupation noble et est même regardée comme dégradante pour les clercs, et pour la fonction de médecin. Ce sera aux barbiers et aux chirurgiens d'assurer ces tâches « subalternes », car manuelles et basées sur un savoir acquis de l'expérience, et non de l'Université.

Il faut concevoir qu'à cette époque, tout ce qui tient de l'exercice de la main sur le corps de l'homme relève de la chirurgie[20]. Barberie et chirurgie sont intimement liées. Le barbier, appelé

---

[18] VIDAL F. Enseignement et organisation de la médecine et de la chirurgie sous l'Ancien Régime. *Le Chirurgien-Dentiste de France*. 14 janvier 1982 ; (141) :11-18.

[19] ROGER J. *Médecins chirurgiens et barbiers*. Paris : G. Steinheil ; 1894. p. 17.

[20] LE RAT DE MAGNITOT A, DELAMARRE H. *Dictionnaire de droit public et administratif*. Paris : Joubert ; 1837. p. 167.

ainsi à l'origine pour « *accommoder la barbe et les cheveux* », va être engagé pour d'autres interventions : saignées, petites plaies, entorses, arrachages des dents... Ces sollicitations peuvent s'expliquer par la confiance accordée à cet artisan disponible, plus proche de la population dont il parle la langue (régionale ou patois). On peut envisager ces barbiers comme diamétralement opposés aux médecins. Ils sont laïcs, ont peu d'instruction et doivent leurs connaissances à une transmission orale, et à beaucoup de pratique[21]. De tradition artisanale, la technicité de leurs interventions augmente et la chirurgie se spécifie. Certains opérateurs vont être tentés de s'adjuger ces interventions plus complexes et de reléguer à leur tour les tâches jugées moins nobles.

C'est dans cette dynamique et en réaction à l'arrivée massive d'étrangers (majoritairement des Italiens), pratiquant la chirurgie sans qualification et sans examen, que saint Louis (1226-1270), dès le milieu du XIIIe siècle, à la demande de son premier chirurgien Jean Pitard (vers 1228-vers 1315), crée la Confrérie de Saint-Côme et de Saint-Damien. Notons que le fait que Jean Pitard ait été le fondateur de cette confrérie est encore sujet à quelques controverses, bien que communément admis.

Cette dernière définit et organise pour la première fois le métier de chirurgien[22], et distingue ces derniers des barbiers.

En 1311, un édit de Philippe IV le Bel (1268-1314) déclare que nul ne peut désormais exercer la chirurgie sans être approuvé par le chirurgien juré du Châtelet[23], et sans avoir reçu de lui

---

[21] GATTI M. *La querelle des barbiers, chirurgiens et médecins (XIIIe-XVIIIe siècles)* [Thèse d'exercice]. [Nancy] : Université de Lorraine. Faculté d'Odontologie ; 2014. p. 28.

[22] RIAUD X. *Histoires de la médecine bucco-dentaire*. Paris : L'Harmattan ; 2010. p. 15.

[23] À la fin du XIIe siècle, les prévôts de Paris, qui sont les dépositaires du pouvoir judiciaire du roi s'établissent à la forteresse du Châtelet. Les chirurgiens attachés au Châtelet sont appelés *jurés*, parce qu'ils prêtent serment en entrant en charge. Ils disposent également d'un pouvoir judiciaire.

l'autorisation d'opérer[24]. Cet édit est le plus ancien connu en France réglementant l'exercice de la chirurgie.

Pour exercer, le chirurgien doit maintenant se soumettre à l'examen des jurés de Saint-Côme et justifier d'un apprentissage. Si l'adoption du bonnet et de la longue robe ainsi que la connaissance requise du latin tendent encore à les rapprocher des médecins, les chirurgiens seront toujours rejetés de l'Université et traités avec condescendance par la Faculté de médecine[25]. Au centre des querelles, on retrouvera le contrôle que chacun entend exercer sur la communauté des barbiers et l'ingérence de la Faculté de médecine dans l'admission des chirurgiens.

Si les chirurgiens, les premiers, revendiquent un statut et veulent contrôler les pratiques, les barbiers suivent leur exemple rapidement. Ils s'organisent eux aussi en communauté dont les statuts sont approuvés, en 1371, par le roi Charles V (1338-1380). Le premier barbier du roi est institué avec le titre de *maistre des barbiers*. Comme le premier chirurgien, il a juridiction sur sa corporation. Les barbiers profitent du dédain des chirurgiens, de leurs honoraires élevés et de leur faible nombre pour se développer rapidement. La peste noire, ou grande peste, dont l'épidémie culmine en Europe en 1348, va aussi contribuer à leur reconnaissance. Malgré l'injonction de la municipalité de soigner les pestiférés, les docteurs de la Faculté de médecine et les maîtres chirurgiens-jurés vont fuir la capitale laissant les barbiers braver la peste et effectuer des opérations normalement échues aux médecins, et chirurgiens[26]. Leur place parmi les soignants devient dès lors incontestable.

En 1423, les chirurgiens obtiennent que les barbiers n'exercent plus la chirurgie. Interdiction de courte durée, car elle est levée en 1425. Un double revers pour les chirurgiens qui sont condamnés à une amende pour avoir voulu faire appel de la

---

[24] ROGER J. *Médecins chirurgiens et barbiers.*, *op. cit.*, p. 61.
[25] *Ibid.*, p. 71.
[26] GATTI M. *La querelle des barbiers, chirurgiens et médecins (XIIIe-XVIIIe siècles).*, *op. cit.*, p. 30.

décision. Ils voient de surcroît les barbiers autorisés par le parlement à traiter des plaies si celles-ci ne risquent pas d'entraîner la mort[27]. Les barbiers font alors la preuve qu'ils ne comptent pas abandonner le terrain aux chirurgiens. Ils vont, dans leurs velléités de légitimité, trouver la protection de la Faculté de médecine. Mais, cette bienveillance n'est pas tout à fait désintéressée. En leur dispensant un enseignement en français, et non en latin, la Faculté entend contrôler les pratiques et garantir son autorité. Les médecins, en légitimant les barbiers, affaiblissent du même coup les chirurgiens dont le rapprochement devenait insistant.

Le soutien apporté par la Faculté de médecine, l'obstination des barbiers à pratiquer les interventions des chirurgiens, à se soustraire à leurs examens, ainsi que la limite floue des compétences vont naturellement être source de discordes.

Comme nous venons de le voir, les chirurgiens se regroupent en confrérie dès le XIIIe siècle dans le but de protéger leur activité et de se détacher des barbiers. Accoler « barbier » au prestigieux titre de « chirurgien » apparaît comme un non-sens et n'aurait sans doute pas été toléré par ces derniers.

Cependant, il semble qu'on retrouve ce terme employé dans les tout premiers documents traitant de la confrérie. Il y permet de souligner la différence entre les membres de Saint-Côme et les simples barbiers. Mais, dès l'édit de 1311, il n'est déjà plus question que de *maîtres chirurgiens* ou de *maîtres chirurgiens-jurés.* Le terme peut aussi faire référence aux premiers barbiers qui ont commencé à pratiquer la chirurgie en activité principale, avant la création de Saint-Côme. Il désigne enfin, le plus souvent, un peu maladroitement, les « *barbiers pratiquant la chirurgie* » pour la période allant du XIIIe au XVIIe siècle.

Grâce aux leçons de la Faculté de médecine, les barbiers deviennent plus instruits. En 1577, un contrat rappelle la subordination des barbiers à la Faculté. Par ce contrat, elle leur dispense un enseignement élémentaire qui leur permet de prendre officiellement le titre de *maistre barbier-chirurgien.*

---

[27] ROGER J., *op. cit.*, p. 64.

Bien évidemment, leur activité ne change pas radicalement à cette date et ce nouveau titre sorti de son contexte, peut être source de confusion. C'est pourquoi, même après 1577, il est plus compréhensible de parler de barbiers, y compris pour désigner les nouveaux *maîtres barbiers-chirurgiens.*

A partir du XVIIe siècle, des changements s'opèrent. Les barbiers, qui suivaient docilement les enseignements de la Faculté de médecine et lui prêtaient serment de fidélité, n'y voient plus leur intérêt. Ils font volte-face et se rapprochent des chirurgiens avec le projet d'unir les deux communautés. Le rapprochement a lieu à partir de 1613 et, en 1656, des lettres patentes actent définitivement l'union entre les barbiers-chirurgiens et les chirurgiens de Saint-Côme. Ils sont placés sous l'autorité du premier barbier du roi. Fort des deux communautés unifiées, ils formulent une demande pour se constituer en Faculté. Cette ultime audace finit d'irriter la Faculté de médecine qui décide de régler cet affront devant la cour de justice avec chirurgiens et barbiers. Ces « fugitifs » sont durement rappelés à l'ordre et les deux communautés, de nouveau séparées en 1691, demeurent soumises à la Faculté de médecine[28].

Ce rapprochement tardif et l'habilitation plusieurs fois octroyée, puis retirée aux barbiers de pratiquer certaines interventions chirurgicales, vont entretenir la confusion et contribuer à faire perdurer la figure du « barbier-chirurgien », jusqu'à la déclaration du 23 avril 1743 qui adjoint de façon définitive la profession de barbier à la communauté des perruquiers de Paris[29].

En réalité, la limite des attributions entre barbiers et chirurgiens est mouvante au Moyen Âge. Considérer le barbier comme un jeune praticien en apprentissage, amené à évoluer vers des opérations plus complexes, et vers le titre de chirurgien,

---

[28] ROGER J., *op. cit.*, pp. 71-72.
[29] LE RAT DE MAGNITOT A, DELAMARRE *Dictionnaire de droit public et administratif.* Paris : Joubert ; 1837. p. 167.

pourrait permettre de simplifier des rapports imbriqués, et des compétences aux frontières changeantes. Mais, dans la pratique, mis à part le cas du célèbre Ambroise Paré (1510-1590) qui de barbier est devenu chirurgien, puis premier chirurgien du roi, il est difficile de citer d'autres exemples d'un tel parcours. La déconsidération des chirurgiens pour les barbiers et la connaissance requise du latin ont représenté déjà deux obstacles de taille.

La légalité de la pratique de la chirurgie passe donc successivement du barbier au chirurgien. Les registres de la Faculté de médecine, des communautés de chirurgiens, de barbiers et les édits royaux sont des sources grâce auxquelles on peut suivre l'évolution des professions. Il faut néanmoins préciser qu'elles traitent d'une minorité de « soignants » parisiens, quand la population française de cette époque est très majoritairement rurale. En effet, avant la Révolution, au moins 85 % de la population française vit en dehors des villes[30].

Si la loi ne permet qu'aux seuls médecins, chirurgiens et barbiers de soigner, il est très facile d'envisager qu'éloignés de la capitale, on en appelle à d'autres dont l'activité échappe pratiquement à tout contrôle. De tout temps, la population a eu recours à des soignants officieux, que ce soit en raison de croyances, de la réussite de leurs soins, de leur coût modeste, de l'outillage dont ils disposent ou tout simplement de leur présence dans les villages[31]. Leurs domaines d'intervention sont vastes, toujours sans formation régulière, ni diplôme. Ils peuvent être décrits comme empiriques et irréguliers.

On peut regrouper sous le terme « opérateurs » les personnes dont le soin n'est pas l'activité principale, mais qui, par leur profession ou par un apprentissage, ont acquis une technique et/ou les instruments les amenant à pratiquer certaines interventions. Ainsi, le hongreur (celui qui castre les chevaux),

---

[30] Larousse. Encyclopédie Larousse en ligne - Ancien Régime [en ligne]. [cité 8 avr. 2016]. Disponible sur: http://www.larousse.fr/encyclopedie/divers/Ancien_Régime/105343.

[31] GATTI M. *La querelle des barbiers, chirurgiens et médecins...*, *op. cit.*, p. 35.

le sabotier, le cordonnier ou encore le maréchal-ferrant peuvent être sollicités[32]. « *La fréquence des accidents douloureux, dans la sphère buccale, obligeait les gens des campagnes à courir au plus pressé et à confier l'avulsion d'une dent douloureuse à celui qui disposait d'une instrumentation qui, généralement, bien qu'à vocation artisanale, pouvait parfaitement convenir à ce genre de chose*[33] ». Ils pourront s'avérer de très habiles soignants malgré des connaissances tirées uniquement de l'expérience. On peut citer le cas du rebouteux, celui qui « remet bout à bout » un os fracturé ou une articulation luxée. Très présents dans les campagnes, les « opérateurs » jouissent d'une renommée qui leur évite généralement les attaques en justice[34]. Venant du même milieu social, leurs patients sont bien souvent leurs protecteurs surtout face aux attaques des médecins. Les « dentistes » occasionnels n'ont eux aussi que peu de souci à se faire. Les chirurgiens (et a fortiori les médecins) ne considéraient pas les dents comme entrant dans le cadre de leurs compétences.

A propos du maréchal-ferrant, le Dr Henri Lamendin, dans ses *Anecdodontes,* revient sur les qualités et instruments censés justifier le recours au forgeron pour les maux de dents. Il fait ensuite le récit incroyable de sa visite chez un maréchal-ferrant, dont il découvre qu'il pratique encore en « *à-côtés* » les extractions dentaires en 1947[35] !

Il convient de bien distinguer les « opérateurs ambulants », des « opérateurs sédentaires » décrits au paragraphe précédent. Ces derniers font partie de la communauté locale. C'est le malade qui va les quérir, à l'inverse du colporteur qui va au-devant des personnes, généralement dans un but mercantile. Si la grande

---

[32] SIONNEAU S. *Les médecines illégales et les médecines populaires en France au XIXe siècle, avec l'exemple du Maine-et-Loire* [Thèse de doctorat]. [Angers] : Université d'Angers. Faculté de Lettres, Langues et Sciences Humaines ; 2013. p. 278.

[33] VIDAL F. L'Édit Royal de mai 1699 - une date capitale pour l'odontologie. *Le Chirurgien-Dentiste de France.* 3 septembre 1981 ; (123) : 25-37. p. 28.

[34] SIONNEAU S. *Les médecines illégales et les médecines populaires en France au XIXe siècle, avec l'exemple du Maine-et-Loire., op. cit.*, p. 234.

[35] LAMENDIN H. *Petites histoires de l'art dentaire d'hier et d'aujourd'hui (Anecdodontes).* Paris : L'Harmattan ; 2006. p. 151.

qualité de « l'opérateur sédentaire » est sa disponibilité et la proximité avec la population, le colporteur, lui, misera plutôt sur la crédulité de son public, une communication bien rodée, et la mobilité de son échoppe qui lui permet de se dérober en cas d'échec de ses opérations. Voilà pour le tableau négatif. Pourtant, contrairement aux « sédentaires », ils sont « professionnalisés ».

Ils possèdent une instrumentation propre aux chirurgies mineures et ont pour eux le nombre des interventions. Cette pratique quotidienne leur procure une certaine connaissance, en faisant d'eux probablement des praticiens qualifiés.

Charlatan vient du mot italien *ciarlatano*, lui-même issu d'une origine double : *cerretano,* « habitant de Cerreto » (village dont les habitants vendaient des drogues sur les marchés et places publiques), et plus certainement du verbe *ciarlare* qu'on peut traduire par « bavarder », « jaser »[36].

Originaires d'Italie, ils arrivent à Paris, à la fin du XVIe siècle. Ils recourent à des boniments élaborés pour vendre des remèdes ou vanter leur habileté pour telle ou telle intervention. L'extraction des dents, particulièrement représentée, est censée se faire sans douleur. Aux comédiens de théâtre et musiciens, peuvent s'ajouter les acrobates et les animaux, garantissant l'intérêt d'un public souvent crédule. Le Pont-Neuf, ouvert à la circulation en 1606, sous Henri IV, devient le lieu privilégié et emblématique des charlatans arracheurs de dents. L'association par les charlatans d'un acte médical « sérieux », à la légèreté de la danse et du théâtre, n'a pas manqué d'attirer les foudres des médecins. Au-delà de l'aspect publicitaire et racoleur, on peut se questionner sur les vertus tranquillisantes des distractions. L'effet psychologique des spectacles entraîne-t-il un bénéfice

---

[36] CNRTL, Centre national des ressources textuelles et lexicales. *Définition de CHARLATAN* [en ligne]. [cité le 13 février 2016]. Disponible sur : http://www.cnrtl.fr/lexicographie/charlatan.

face à la douleur et l'anxiété ? Cela permet-il d'expliquer leur succès et leur relative impunité[37] ?

Jean Thomas, dit le Grand Thomas (plus rarement Gros Thomas), a été sans conteste le plus célèbre charlatan du Pont-Neuf. Il y aurait exercé près de quarante ans - sa période la plus faste serait entre 1720 et 1730 - en se disant diplômé de Saint-Côme sans être inquiété par les chirurgiens ou médecins de la Faculté[38]. Sa taille gigantesque et sa voix de stentor ont assuré la célébrité, et la postérité du personnage. À moins que ce ne soit l'habit écarlate, orné de pierreries, le bonnet d'argent, et les colliers de dents qu'il portait pour la naissance du dauphin Louis de France, le 4 septembre 1729. Il aurait d'ailleurs, à cette occasion, fait la promesse d'arracher les dents « *pendant quinze jours gratis*[39] ».

La transmission des histoires, poèmes et gravures sur ce personnage burlesque n'a-t-elle pas contribué à enraciner l'idée, avec les conséquences que nous verrons, que l'extraction des dents était moins un acte médical, qu'un spectacle de bonimenteurs entourés de musiciens et de saltimbanques ?

La prospérité des commerces des charlatans s'explique beaucoup par la vente de produits miraculeux. Les recettes de préparations sont aussi nombreuses que cocasses, chacun proposant sa formule. L'une d'elles va rencontrer un succès particulier. C'est un mélange de plantes séchées, de thériaque et de miel : l'orviétan. Elle est introduite au début du XVIIe siècle par un personnage du Pont-Neuf, Hieronymo Ferranti. En sus de la vente de ce remède, il arrachait à l'occasion les dents, uniquement dit-on, à l'aide de son pouce et de son index. Précisons que l'usage dentaire de l'orviétan était loin d'en être

---

[37] COSTE J. Théâtre et Pont (-Neuf). Charlatans et arracheurs de dents à Paris, 1580-1625. Dans : COLLARD F, SAMAMA E. *Dents, dentistes et art dentaire*. Paris : L'Harmattan ; 2012. p. 295.

[38] GATTI M. *La querelle des barbiers, chirurgiens et médecins*..., *op. cit.*, p. 37.

[39] ANDRÉ-BONNET J.-L. *Histoire générale de la chirurgie dentaire.*, *op. cit.*, p. 174.

le principal. Le secret de sa composition, jalousement gardé, a permis une multitude d'applications à cet électuaire prévu pour tout soigner[40]. Les charlatans, bien que pratiquant des actes dentaires, demeurent d'abord des vendeurs de remèdes.

L'immense littérature sur la diversité des préparations et la prospérité de la vente d'orviétan mettent en lumière deux choses :

- Les interventions - principalement des extractions - ne sont pratiquées qu'en ultime recours, si toutes les poudres et onguents n'ont pu soulager le mal. On retrouve, dans cette attitude, celle des médecins de l'Antiquité, car malheureusement, l'anesthésie et les techniques opératoires n'ont, au cours du XVIIe siècle, connu aucun progrès significatif.

- La seule pratique de la chirurgie dentaire ne constitue pas une source suffisante de revenus. Du grand médecin parisien au plus petit colporteur, tous composent, ou au moins vendent, des drogues et « médicaments » aux propriétés miraculeuses, mais pas toujours sans danger. Les premiers pour s'enrichir, les seconds par nécessité[41].

Olivier Faure donne une piste pour comprendre le succès des empiriques, en particulier face aux médecins diplômés : « *Les guérisseurs ambulants cachent sous un charlatanisme ostentatoire des fonctions socialement utiles*[42] ». Toujours d'après Faure, la prospérité des médecines itinérantes repose surtout sur trois domaines : les maux des oreilles, des yeux et des dents. Gardons à l'esprit que le nombre très réduit des barbiers (et plus tard des experts pour les dents), ainsi que leurs services onéreux rendent le recours à l'empirique incontournable.

---

[40] BERTRAND T. *Orviétan et pratique de l'art dentaire en France aux XVIIe et XVIIIe siècles* [Thèse d'exercice]. [Nancy] : Université Henri Poincaré. Faculté de chirurgie dentaire ; 2010. p. 46.

[41] VIDAL F. L'Édit royal de mai 1699 - une date capitale pour l'odontologie. *Le Chirurgien-Dentiste de France*. 3 septembre 1981; (123) : 25-37. p. 35.

[42] FAURE O. *Les Français et leur médecine au XIXe siècle*. Paris : Belin ; 1993. p. 32.

Qui est le « dentiste » du XVIIe siècle ? Traditionnellement, on considère les barbiers comme les ancêtres des chirurgiens-dentistes actuels, mais force est de constater qu'avant le XVIIe siècle, « le dentiste » tel que nous l'envisageons n'existe pratiquement pas. André-Bonnet dresse une liste non exhaustive, qui peut sembler péjorative : « *Le dentiste, c'était le rebouteux, c'était le maréchal-ferrant, c'était le mire, c'était le charlatan, c'était le barbier, c'était les bonnes-femmes, c'était l'apothicaire, c'était tout le monde*[43] ».

Médecine et chirurgie sortent de l'empirisme et progressent grâce à des personnalités curieuses et novatrices comme André Vésale (1514-1564), Ambroise Paré (1510-1590), ou encore William Harvey (1578-1657), mais l'art dentaire attend encore son grand nom. Pour cause, la cure des dents est, dans le meilleur des cas, l'affaire de « simples barbiers » dont on ne peut prouver que l'habileté en la matière est supérieure à celle des charlatans. Le domaine dentaire ne retient donc pas l'attention des docteurs de la Faculté, ni des maîtres de Saint-Côme. C'est pourquoi son organisation a dû demeurer dans l'imprécision et dans une forme d'autogestion.

L'odontologie semble subir le cercle vicieux d'une discipline mal connue, mais qui pour autant n'attire pas la curiosité des savants, car dédaignée par les opérateurs prestigieux, du moins de qualité. Elle se voit alors condamnée à tomber dans les mains des empiriques et des opérateurs rustres, voire cupides. Elle ne peut ainsi progresser et demeure donc mal connue...

Pierre Fauchard dans la préface de son ouvrage *Le Chirurgien-Dentiste ou Traité des Dents*, sur lequel nous reviendrons, décrit, en 1728, la situation ainsi : « *Les plus célèbres chirurgiens ayant abandonné cette partie de l'art, ou du moins l'ayant peu cultivée, leur négligence a été cause que des gens sans théorie et sans expérience s'en sont emparés, et la pratiquent au hasard, sans principe, et sans méthode* ».

---

[43] ANDRÉ-BONNET J.-L. *Histoire générale de la chirurgie dentaire., op. cit.*, p. 81.

Il a d'ailleurs bien compris comment sortir son art de la médiocrité : « *Le succès de ceux qui nous ont précédés et dont nous avons les préceptes, donne l'émulation d'atteindre à leur gloire, et même de parvenir à de nouveaux progrès.* » Il pousse ses contemporains à écrire, à transmettre leurs connaissances et leurs techniques, et ainsi, à lancer une émulation progressiste, et scientifique. C'est une nouvelle fois d'un événement ponctuel et de deux grandes personnalités que va venir le changement.

Le siècle des « experts » et de Fauchard

Cet événement, c'est l'opération de la fistule anale du roi Louis XIV (1638-1715), réalisée avec succès par son premier chirurgien Charles-François Félix, en 1687. Fort de son succès et de la confiance du roi, Félix lui demande de reconnaître des actes couramment pratiqués, mais jusque-là dédaignés, voire méprisés par la médecine. C'était le cas des interventions de la vessie, des yeux, des articulations et des dents qui vont maintenant être réglementées.

L'histoire de la création des experts légèrement romanesque est contemporaine d'éléments plus pragmatiques : le besoin face à ces pathologies spécifiques, mais répandues, d'avoir des soignants compétents, d'éviter dans un souci de salubrité publique d'exposer la population à des opérateurs hasardeux et, probablement, la pression des chirurgiens soucieux de préserver la dignité de leur profession contre les empiriques, et les charlatans qui pratiquent en nombre cette « petite chirurgie ».

Doit-on aussi voir dans cette reconnaissance l'espérance d'un roi que les dents et les problèmes buccaux ont accablé toute sa vie ?

Les édits royaux, publiés de mai à septembre 1699, reconnaissent des praticiens exerçant des « chirurgies spéciales ». Ces opérateurs sont pourtant initialement déconsidérés, vus comme exerçant des « professions médicales annexes[44] » ou s'occupant de « sous-parties » de la chirurgie.

Sont individualisés : les bailleurs renoueurs d'os, les oculistes, les lithotomistes[45] et les experts pour les dents. On leur interdit d'exercer « *aucune de ces parties de la chirurgie, s'ils n'en ont*

[44] BONDOIS PM. Une victoire féministe en 1740 : La première maîtresse-dentiste, Madeleine-Françoise Calais. *Bulletin de la Société d'histoire de la pharmacie*. 1928 ; 16 (57). p. 28.

[45] Les *bailleurs et renoueurs d'os* avaient la charge de remettre en place les membres luxés ou fracturés, les *oculistes*, le soin des yeux et les *lithotomistes*, l'extraction des calculs urinaires de la vessie.

été jugés capables par le premier chirurgien du roi ou son lieutenant ». Tous sont placés sous l'autorité du premier chirurgien du roi en précisant qu'il leur est défendu de former un corps distinct. Ils ont obligation de « *se faire recevoir dans une communauté de chirurgiens* », mais ne peuvent prétendre au droit d'être agrégés à cette communauté, ni prendre l'enseigne des maîtres-chirurgiens sur leur boutique, sous peine d'amende.

Un examen pratique et théorique, ainsi que le paiement de droits élevés leur sont imposés pour exercer[46]. Il est précisé que l'examen sera fait devant le premier chirurgien du roi ou son lieutenant, en présence du doyen de la Faculté de médecine, du doyen de la communauté des chirurgiens et des prévôts. Il faut cependant noter que cette première génération de dentistes n'est que peu compétente, car aucune formation n'existe pour les aspirants. Il n'en existe pas non plus pour les maîtres chez qui ils font leur apprentissage, ni pour les juges, devant qui ils présentent leurs examens. Il faut attendre 1768 pour que les Collèges de chirurgie dispensent aux experts pour les dents un enseignement véritable.

Pierre Fauchard, en 1728, reprochera d'ailleurs aux juges de ne pas être des spécialistes et réclamera la présence, à l'examen, de dentistes d'expérience afin de mieux évaluer les candidats.

Les édits de 1699 et les *Statuts de la communauté des maîtres-chirurgiens jurés de Paris* de 1701 règlementent d'abord l'activité des experts pour Paris et de ses « faubourgs ». Ils sont complétés en 1723 et rendus applicables aux villes de province où l'on trouve un lieutenant du premier chirurgien du roi[47]. Il faut, dans les faits, attendre 1728 pour voir les premiers

---

[46] Communauté des Maîtres Chirurgiens Jurez de Paris. *Statuts pour la Communauté des Maîtres Chirurgiens Jurez de Paris*. Paris : chez la veuve de P. & Louis Colin ; 1701. p. 47.

[47] BARON P, HENRY G. Les Gaulard : parmi les premiers experts pour les dents. *Actes de la Société française d'histoire de l'art dentaire*. 2012 ; (17). p. 24.

dentistes diplômés à Lyon et 1754 pour la ville de Bordeaux[48], soit 55 ans après Paris ! Les édits de 1699 font pourtant date dans l'histoire de la profession pour plusieurs raisons. Pour la première fois en France, un professionnel est clairement identifié comme dévoué aux soins des dents. Il s'agit bien d'une activité médicale, car décrite comme une « partie de la chirurgie » et placée sous l'autorité du premier chirurgien du roi. Un examen étant maintenant nécessaire pour exercer, on peut considérer ces textes comme les premiers à réglementer le métier de dentiste de façon individuelle en France.

Dès l'an 1700, on trouve, dans la capitale, la présence d'experts. En 1740, Madeleine-Françoise Calais, qui a été l'élève, puis l'employée à Paris du praticien Gérauldy (ou Gérandly)[49] crée un précédent en se présentant et en obtenant l'examen d'expert pour les dents. Cette obtention, inédite pour une femme, embarrasse ses juges examinateurs qui ne trouvent pourtant pas, dans les textes, matière à la refuser. Il est décidé de s'adresser au procureur général du Parlement de Paris pour trancher la question. Il se montre hésitant face à cette requête, tout comme le chirurgien du roi La Peyronie, consulté lui aussi. Mais, après une supplique de l'intéressée et très probablement grâce à l'intervention de protecteurs influents, un arrêt du Parlement de Paris est rendu et Marie-Françoise Calais, autorisée à devenir la première femme experte-dentiste en 1740[50].

Hélas, la détermination de Mme Calais ne parvient pas à ouvrir la voie à des consœurs, car Louis XV (1710-1774), par un édit de 1755, interdit l'exercice de la chirurgie et la profession de dentiste aux femmes[51].

---

[48] VIDAL F. L'Édit royal de mai 1699 - une date capitale pour l'odontologie. *Le Chirurgien-Dentiste de France*. 3 sept 1981 ; (123) : 25-37. p. 30.
[49] VIDAL, BESOMBES et LAMENDIN parlent de Claude Gérauldy ; seul BONDOIS parle de Gérandly.
[50] BONDOIS P. M. Une victoire féministe en 1740 : La première maîtresse-dentiste, Madeleine-Françoise Calais. *Bulletin de la Société d'histoire de la pharmacie*. 1928 ; 16 (57) : 26-30.
[51] LAMENDIN H. *Petites histoires de l'art dentaire d'hier et d'aujourd'hui (Anecdodontes).* Paris : L'Harmattan ; 2006. p. 157.

Au-delà de l'anecdote, le cas de Madeleine-Françoise Calais met en lumière l'influence des détenteurs de l'autorité sur la profession de dentiste et le droit à l'exercer au milieu du XVIIIe siècle. Le Parlement de Paris[52] semble être au sommet de la réglementation de la toute jeune profession.

La qualité d'expert pour les dents en 1699 impose le passage d'un examen, mais aucune formation n'existe préparant à cet examen et à la profession de dentiste. La préface de l'ouvrage de Pierre Fauchard est en partie un plaidoyer pour une réelle transmission des connaissances et une instruction spécifique à l'art dentaire : « *Comme la variété des maladies des dents, des causes qui les produisent et de leurs symptômes, est infinie, les opérations que la chirurgie met en usage pour les guérir, demandent aussi différentes connaissances, et la pratique seule ne suffit pas pour porter ces opérations à leur perfection, à moins qu'elle ne soit dirigée par une étude exacte de l'anatomie de la bouche (…) cependant il faut convenir que cette partie de la chirurgie, qui regarde les maladies de la bouche, a été jusqu'à présent la plus négligée* ». « *Le succès de ceux qui nous ont précédés et dont nous avons les préceptes, donne l'émulation d'atteindre à leur gloire, et même de parvenir à de nouveaux progrès* »[53].

Deux décisions importantes font de 1768 une année charnière pour la profession :

- Les experts pour les dents se voient dispenser un enseignement dans les Collèges de chirurgie.

- Un nouvel édit royal vient préciser les conditions d'admission des experts.

Le texte s'intitule *Lettres patentes du Roi, en forme d'édit, portant règlement pour le Collège de chirurgie de Paris, données à Versailles, au mois de mai 1768, enregistrées au*

[52] Un Parlement sous l'Ancien Régime est une cour de justice qui se substitue au pouvoir judiciaire du roi. Le Parlement de Paris a été le premier, puis chaque province a eu son propre parlement.

[53] FAUCHARD P. *Le Chirurgien-Dentiste ou Traité des Dents*. 2e éd. Paris : P.J. Mariette ; 1746. 494 p. Préface ; pp. VIII-XIV.

Parlement, le 10 du même mois. C'est « Le titre neuvième » qui traite *De la réception des Experts*. Résumons ces quatre articles :

- Article 126 : Les experts pour les dents doivent se faire recevoir au Collège de chirurgie.

- Article 127 : Ils doivent avoir servi chez un maître, deux ans à Paris, trois, en province.

- Article 128 : Deux examens, un théorique et un pratique, sont nécessaires ainsi que le paiement des droits.

- Article 129 : Interdiction d'exercer une autre chirurgie que celle pour laquelle ils ont été reçus experts et interdiction de se présenter en tant que chirurgien sous peine d'amende.

Il ne reste, après 1768, que deux types d'experts : dentiste et herniaire. La seule appellation reconnue dans les délibérations des jurys d'examen est celle « d'expert-dentiste ». Les statuts sont donc précisés et reprennent les grandes lignes de l'édit de 1699. Les Lettres patentes de mai 1768 traitent également des enseignements donnés dans les Collèges de chirurgie[54]. A partir de cette date, en fréquentant les Collèges, la « spécialité » dentaire fait de réels progrès. De grands noms comme Bunon, Bourdet, Lecluse ou encore Jourdain présentent leurs travaux devant l'Académie royale de chirurgie (voir p. 44). L'Académie s'installe d'ailleurs, avec le Collège de chirurgie de Paris, en 1776, dans le couvent des Cordeliers.

La création des experts pour les dents est un moment capital de l'odontologie en France. On peut pourtant apporter une nuance et quelques chiffres.

La France au XVIIIe siècle connaît une forte croissance démographique et passe d'environ 20 millions d'habitants en 1700 à presque 30 millions en 1800. L'édit de 1699 et les experts pour les dents ont une dimension symbolique importante, mais un impact sur la santé dentaire de la

[54] LOUIS XV. *Lettres patentes en forme d'édit portant règlement pour le Collège de chirurgie de Paris, le 10 mai 1768*. Paris : Imprimerie royale ; 1768. 44 p.

population bien faible. Pierre Baron souligne le peu de preuves dont nous disposons pour juger de la qualité des soins réalisés par les experts. Il va plus loin en posant la question suivante : « *Si on admet que les prothèses dentaires étaient rares en cette période, la différence entre un expert et un empirique ne devient-elle pas principalement juridique ?* [55] »

De plus, l'acquisition du titre d'expert implique le paiement de droits au premier chirurgien, au doyen de la Faculté de médecine, au prévôt, aux membres du jury, le tout pour près de 500 livres, somme importante pour l'époque (plus d'un an de salaire pour un jardinier ou un ouvrier). Ce coût peut en partie expliquer le fait que les dentistes pourvus du titre officiel représentent une si faible proportion. Il est probable qu'entre 1699 et 1790, le nombre total des experts n'ait pas dépassé cent individus avec, en proportion, moitié pour la province et moitié pour la capitale.

François Vidal avance qu'en 1785, ils sont une quarantaine[56]. S'ils sont l'étendard d'une profession enfin reconnue et qu'une élite éclairée va remarquablement se sortir de l'ignorance, leur nombre est anecdotique face à tous les empiriques, dont le traitement des maux de bouche est le gagne-pain quotidien. Et si les registres de Saint-Côme, des tribunaux, des Collèges ou encore les journaux permettent de suivre (avec difficulté) les praticiens reçus, rien en revanche ne recense les charlatans, opérateurs et « dentistes » empiriques, exerçant sans titre et sans enregistrement.

Avant la publication de son traité *Le Chirurgien-Dentiste ou Traité des Dents*, on ne connaît, aujourd'hui encore, que peu de choses sur le parcours de Pierre Fauchard (1678-1761)[57]. Aucun

---

[55] BARON P. Recensement des dentistes au XVIIIe siècle. Méthodes, difficultés, erreurs, critiques. *Actes de Congrès, Société française d'histoire de l'art dentaire*. 1998 ; (3) : 4-21.

[56] VIDAL F. Regards sur la législation chirurgicale au XVIIIe siècle. *Le Chirurgien-Dentiste de France*. 11 septembre 1997 ; (855) : 38-46. p. 46.

[57] RUEL-KELLERMANN M. À propos des biographies de Pierre Fauchard. *Actes de la Société française d'histoire de l'art dentaire*. 2011 ; (16) : 32-36. p. 32.

document n'atteste directement qu'il ait obtenu le titre d'expert pour les dents, ou de chirurgien, et, si c'est le cas, les dates de ces obtentions sont inconnues. Il écrit lui-même avoir suivi une formation au Service de santé de la Marine auprès d'Alexandre Poteleret, chirurgien spécialiste des maladies de la bouche, sans que cela puisse être vérifié. L'acte notarié de son premier mariage en 1699 indiquerait pourtant qu'il était « chirurgien de la ville d'Erné »[58]. Jean Angot, dans sa thèse référence *Fauchard et son œuvre : étude analytique et critique*, avance que Fauchard aurait obtenu le titre d'expert pour les dents avant 1708, puis de chirurgien en 1711 ou 1712[59]. On étudie, aujourd'hui encore, le parcours de l'homme Fauchard. Des longues périodes de sa vie professionnelle comme privée sont toujours à préciser. En revanche, il est admis que c'est lui qui popularise dans la langue française le mot « dentiste » en 1728, qui remplacera les expressions « opérateur » ou « expert pour les dents »[60]. L'appellation « dentiste » n'est alors pas un titre officiel et n'a aucune valeur du point de vue du droit. Les édits ne faisant mention que du titre d'expert.

Son traité *Le Chirurgien-Dentiste ou Traité des Dents* de 1728 est maintenant internationalement reconnu et fait date dans l'histoire de la profession. Joseph Audibran écrit, en 1821, dans son *Traité historique et pratique sur les dents artificielles incorruptibles* : « *Quels que soient les progrès qu'on ait faits depuis, aucun ouvrage ne peut soutenir la comparaison avec le traité de Fauchard*[61] ». Et l'Américain Weinberger dans *Pierre Fauchard, Surgeon Dentist* en 1941 de dire : « *Ce livre a fait de*

[58] RUEL-KELLERMANN M, BARON P. BIU Santé - *Pierre Fauchard (1678-1761) chirurgien-dentiste français* [en ligne]. [Cité le 7 mars 2016]. Disponible sur : http://www.biusante.parisdescartes.fr/fauchard/debut.htm

[59] ANGOT J. *Fauchard et son œuvre : étude analytique et critique* [Thèse de doctorat]. [Paris] : Université Paris-Diderot. Faculté de chirurgie dentaire ; 1985. 156 p.

[60] JONES C. La non-modernité de Pierre Fauchard. Dans : COLLARD F, SAMAMA E. *Dents, dentistes et art dentaire*. Paris : L'Harmattan ; 2012. 133-141. p. 133.

[61] AUDIBRAN J. *Traité historique et pratique sur les dents artificielles incorruptibles, contenant les procédés de fabrication et d'application*. Paris : Chez l'auteur ; 1821. p. 9.

la dentisterie une profession[62] ». Ces éloges, discutables, témoignent bien du retentissement que Fauchard et sa publication ont eu sur leurs successeurs. La nouveauté et la modernité du traité de Fauchard peuvent pourtant être contestées. En effet, le plus ancien ouvrage imprimé en langue française entièrement consacré à l'odontologie est *Recherche de la vraye anathomie des dents, nature et propriété d'icelles*, publié à Lyon à la fin du XVIe siècle par Urbain Hémard (1548 ? - 1592/1618 ?), chirurgien de la ville de Rodez[63]. Le Ruthénois explique que la rédaction de sa *Recherche* a comme origine les violents maux de dents qui accablent son protecteur, le cardinal Georges d'Armagnac (1501-1584)[64]. Fauchard cite Hémard à plusieurs reprises dans son œuvre. Il y reprend également une partie des techniques décrites dès l'Antiquité : détartrage, limage, gingivectomie... Il en améliore un grand nombre et en développe de nouvelles comme l'orthodontie[65]. Mais, notre propos n'est pas ici de débattre de l'importance ou de la modernité de l'ouvrage de Fauchard. Ce qui fait qu'il est aujourd'hui considéré comme « le père de la chirurgie dentaire moderne », c'est qu'il a su rédiger la première grande monographie de l'art dentaire tel qu'il était au début du XVIIIe siècle.

Notons alors trois choses :

- Avec *Le Chirurgien-Dentiste ou Traité des Dents* en 1728, la profession de dentiste dispose d'une référence, rassemblant des

---

62 BESOMBES A. Histoire de l'Art dentaire du XVIIIe siècle à l'époque contemporaine. Dans : MARTIGNY M. *Histoire de la médecine, de la pharmacie, de l'art dentaire et de l'art vétérinaire*, Tome 8. Paris : Société française d'éditions professionnelles, médicales et scientifiques / Albin Michel / Laffont / Tchou ; 1980. 271-305. p. 272.

63 LANÇON P. Du bistouri à l'action politique : le destin mouvementé du chirurgien ruthénois Urbain Hémard (vers 1548-1592). *Actes de la Société française d'histoire de l'art dentaire*, 2012 ; (17) : 17-23.

64 RUEL-KELLERMANN *M. Hémard Urbain (1548 ? - 1618 ?), recherche de la vraye anathomie des dents* [en ligne]. [cité le 20 mars 2016]. Disponible sur : http://www.biusante.parisdescartes.fr/histoire/medica/odontologie/urbain.php

65 BARON P. Les observations cliniques de Pierre Fauchard dans le Traité des Dents (1728). Quelle modernité ? Dans : COLLARD F, SAMAMA E. *Dents, dentistes et art dentaire*. Paris : L'Harmattan ; 2012. 117-132. p. 132.

connaissances exhaustives, permettant la compilation et la diffusion des idées, ce qui lui faisait défaut jusqu'alors.

- La profession bénéficie d'une reconnaissance légale par l'édit de 1699.

- Mais, Pierre Fauchard signale, dès la préface de la première édition de son traité, l'absence d'enseignement de l'art dentaire et de réglementation de la profession.

En 1731, l'Académie royale de chirurgie est créée. Précisons qu'elle ne prend ce nom qu'à partir du 2 juillet 1748. Elle est d'abord nommée *Société académique des chirurgiens de Paris*. Elle centralise les travaux des chirurgiens. En cherchant à rassembler un fonds documentaire de référence, elle se donne pour mission d'améliorer la formation et de perfectionner la chirurgie en France. Elle est placée sous l'autorité du premier chirurgien du roi, d'abord Georges Mareschal (1658-1736), puis son successeur, le fameux Lapeyronie (1678-1747), pour qui le but de cette Académie est de « *faire progresser la chirurgie*[66] ». Elle supervisera également la chirurgie dentaire. Sa dernière séance a lieu le 22 août 1793, après que les académies aient été supprimées par la Convention.

En 1743, les chirurgiens obtiennent un édit exigeant le titre de maître-ès-arts[67] après étude des humanités[68]. Le titre nécessite d'appartenir à l'université et élève donc les chirurgiens au même rang que les médecins.

Avec le rattachement à l'université, la séparation entre chirurgiens et barbiers est définitivement consommée. L'union de 1656 avait été très mal accueillie et jugée dégradante pour les chirurgiens. François Quesnay (1694-1774), chirurgien, puis

---

[66] GATTI M. *La querelle des barbiers, chirurgiens et médecins (XIIIe-XVIIIe siècles).*, *op. cit.*, p. 68.

[67] BESOMBES A. Histoire de l'Art dentaire du XVIIIe siècle à l'époque contemporaine. Dans : *Histoire de la médecine, de la pharmacie, de l'art dentaire…*, *op. cit.*, p. 278.

[68] C'est-à-dire l'étude de la langue et de la littérature grecque, et latine. Dictionnaire de français Larousse [en ligne]. [cité le 17 mars 2016]. Disponible sur: http://www.larousse.fr/dictionnaires/francais/humanit%C3%A9s/40626

médecin à la cour de Louis XV, déclare à propos des barbiers : « *Leur nombre prodigieux engloutissait, ruinait, déshonorait la chirurgie*[69] ». Louis XV, le 23 avril 1743, fixe les nouvelles règles pour la communauté des chirurgiens de Paris. Il revient sur l'union de 1656 expliquant que l'école de chirurgie s'est avilie « *par le mélange d'une profession inférieure* » et qualifie au passage les barbiers de « *corps entier de sujets illettrés*[70] ». Ce ressentiment permet d'expliquer le changement radical opéré.

Dans le même temps, cette déclaration du 23 avril 1743 adjoint de façon définitive la profession de barbier à la communauté des perruquiers de Paris[71]. La dénomination complète de la profession de perruquier étant depuis l'édit de mars 1675 barbier-baigneur-étuviste-perruquier.

L'ancien Collège Saint-Côme situé dans l'Église Saint-Côme, rue des Cordeliers, devenu trop exigu, Louis XVI ordonne, par Lettres patentes en mai 1768, la construction de l'École royale de chirurgie sur l'emplacement de l'ancien Collège de Bourgogne. Le déménagement s'effectue véritablement en 1776.

Dans le même temps, le pouvoir royal soutient la construction des Collèges de chirurgie dans les villes de province. Trop de chirurgiens n'ont jamais obtenu leur maîtrise et doivent leur libre exercice à leur réputation et au climat d'indulgence. D'autres encore obtiennent le titre après un apprentissage chez un maître, mais sans aucun examen. Il est également facile d'intégrer une communauté rurale de chirurgiens, aux prétentions modestes, pour ensuite rejoindre la communauté d'une grande ville. Or, les exigences pour obtenir la maîtrise

---

69 ROGER J. *Médecins chirurgiens et barbiers*. Paris : G. Steinheil ; 1894. p. 70.

70 Des ESSARTS NT. *Dictionnaire universel de police*. Paris: chez Moutard ; 1786. p. 592.

71 LE RAT DE MAGNITOT A, DELAMARRE H. *Dictionnaire de droit public et administratif*. Vol. 2. Paris : Joubert ; 1837. p. 167.

vont souvent décroissant suivant la taille de l'agglomération[72]. Le développement des Collèges de chirurgie entend imposer le suivi d'une formation et voir disparaître les « diplômes de complaisance ».

Dès 1699, le Roi décide de financer, par le Trésor royal, cinq « démonstrateurs » pour enseigner l'anatomie, la physiologie, la pathologie, la thérapeutique et l'art des opérations. Jamais encore l'administration et le pouvoir civil n'étaient intervenus auparavant dans le financement de l'enseignement[73]. Cet investissement marque le début de l'implication du pouvoir dans l'enseignement chirurgical. Celui-ci ira grandissant au cours du XVIIIe siècle. La fin du climat d'indulgence dans les admissions, une formation de plus en plus exigeante et un investissement financier des autorités dans l'enseignement contribuent à faire de ce siècle, le siècle d'or de la chirurgie en France. Elle jouit d'une grande réputation à travers toute l'Europe.

On peut penser qu'à la fin du XVIIIe siècle, suivant l'élan de la chirurgie, l'art dentaire aurait pu se dégager de l'empirisme et avancer vers une réglementation. Mais, ce qui a mis cinq siècles à se bâtir sera balayé en deux ans par la Révolution.

Les corporations ou communautés de métiers, qui ont gouverné les activités professionnelles sous l'Ancien Régime, vacillent face au mouvement libéral et au grondement révolutionnaire. La pratique régulière de l'art dentaire a pris place dans ce système, avec la création des experts. Elle va une nouvelle fois être mise à mal. Une première attaque est portée par Anne Robert Jacques Turgot (1727-1781), contrôleur général des finances de Louis XVI, en 1776. L'édit de Turgot supprime les maîtrises et les jurandes, interdit la formation d'associations ou d'assemblées de professionnels. Seule, l'inscription sur un registre de police

---

[72] VIDAL F. Regards sur la législation chirurgicale au XVIIIe siècle. *Le Chirurgien-Dentiste de France.*, *op. cit.*, p. 43.
[73] *Ibid.*, p. 39.

devient obligatoire pour exercer une profession. Bien qu'inaugurant une libéralisation sans précédent, l'édit de Turgot n'a pas le temps de produire d'actions immédiates. Il est abrogé seulement six mois après sa publication. Il attise cependant les débats qui rejettent le système corporatiste[74].

Pour calmer l'agitation populaire, l'Assemblée nationale constituante vote l'abolition des privilèges qui met fin à la société d'ordres. Les corporations deviennent incompatibles avec la société d'égalité naissante. Le système corporatiste étant lui-même générateur de hiérarchie, son abolition est votée en cette nuit du 4 août. Mais, le paragraphe sur l'abolition des corporations n'apparaîtra pas dans le décret d'application et son vote ne sera suivi d'aucune action[75].

Après ces tentatives non abouties, le décret d'Allarde[76] (du nom du député Pierre d'Allarde (1748-1809), son rapporteur), voté, puis promulgué les 2 et 17 mars 1791, supprime définitivement les corporations. Il abolit également les maîtrises et les jurandes.

L'article VII est un bouleversement pour l'exercice de la médecine et de toutes ses branches, dont l'art dentaire :

« *A compter du 1er avril prochain, il sera libre à toute personne de faire tel négoce ou d'exercer telle profession, art ou métier qu'elle trouvera bon ; mais elle sera tenue de se pourvoir auparavant d'une patente, d'en acquitter le prix suivant les taux ci-après déterminés et de se conformer aux règlements de police qui sont ou pourront être faits.* »

Pierre d'Allarde institue donc une taxe professionnelle, la patente, comme unique impôt et unique condition à la pratique d'une profession. On ne peut dissocier la loi d'Allarde de la loi Le Chapelier promulguée 3 mois plus tard, le 14 juin 1791. Elle durcit le ton, suite à l'inquiétude des députés apprenant que se tiennent encore des assemblées professionnelles. Pour éviter la

---

74 RAPELLI S. *Essai sur la nature des travailleurs indépendants français : une approche socioéconomique* [Thèse de doctorat]. [Orléans] : Université d'Orléans. Faculté de Droit d'Économie et de Gestion ; 2011. p.22.

75 *Ibid.*, p. 23.

76 Le texte rapporté par Pierre d'Allarde est un décret qui a valeur de loi. On parlera donc indifféremment de décret d'Allarde ou de loi d'Allarde.

reconstitution des anciennes corporations, elle introduit des amendes et des peines de prison pour les contrevenants (article VI). Dans son discours précédant la loi, Isaac Le Chapelier (1754-1794), député de Bretagne et membre du club des jacobins[77], réaffirme : « *Il ne doit pas être permis aux citoyens de certaines professions de s'assembler pour leurs prétendus intérêts communs ; il n'y a plus de corporation dans l'État ; il n'y a plus que l'intérêt particulier de chaque individu, et l'intérêt général*[78] ». La loi empêche dès lors toute association destinée à défendre les droits professionnels. Elle énonce l'interdiction des syndicats (articles I à III) et des actions collectives (articles IV et V). Les organisations professionnelles, suivant la philosophie révolutionnaire, représentent le modèle à détruire plutôt qu'à reconstituer[79]. Ces deux lois, lourdes de conséquences, actent qu'aucun intérêt, sinon celui envers son pays, ne doit entraver la liberté individuelle. L'exercice de chaque profession, et donc des professions de santé, devient libre pour tout citoyen, à la condition de payer la patente.

La loi Le Chapelier est complétée par un décret du 18 août 1792 qui supprime les Universités, les Facultés et les corporations savantes (dont l'Académie de chirurgie)[80]. L'enseignement de la médecine n'a plus cours entre 1792 et 1794. Il n'y a plus de réception régulière de médecins, ni de chirurgiens. Aucun diplôme de médecin ne sera délivré jusqu'en 1803[81]. Il faudra attendre la création des écoles de santé par la loi du 14 frimaire

---

[77] Les Jacobins défendent la souveraineté populaire, la république démocratique et l'unité de la nation. Ils s'opposent aux différentes formes de communautarisme. Cette pensée transparaît largement dans la loi portée par Le Chapelier.

[78] BUCHEZ P. J. B., ROUX P. C. *Histoire parlementaire de la Révolution française ou Journal des assemblées nationales, depuis 1789 jusqu'en 1815.* Tome dixième. Paris : Paulin ; 1834. p. 194.

[79] MORGENSTERN H. *Les dentistes français au XIX*^e^ *siècle*. Paris : L'Harmattan ; 2009. p. 28.

[80] BESOMBES A. Histoire de l'Art dentaire du XVIIIe siècle à l'époque contemporaine. Dans : *Histoire de la médecine, de la pharmacie, de l'art dentaire…*, *op. cit.*, p. 279.

[81] SIONNEAU S. *Les médecines illégales et les médecines populaires en France au XIX*^e^ *siècle, avec l'exemple du Maine-et-Loire.*, *op. cit.*, p. 69.

an III (4 décembre 1794), pour que l'exercice d'une profession médicale soit à nouveau conditionné par des études, sanctionné par l'obtention d'un diplôme. Cela sera celui d'officier de santé.

Félix Vicq d'Azyr (1748-1794), médecin et secrétaire général de la Société royale de médecine, est chargé de présenter, à l'Assemblée nationale, un rapport sur la réforme de l'enseignement et de la pratique de la médecine, alors que gronde encore la Révolution. La Société royale de médecine manifeste, dès 1789, la volonté de réformer la médecine en profondeur. Le cœur du travail de Vicq d'Azyr est le « *Projet de la nouvelle constitution pour la médecine* ». Il s'en dégage une affirmation de la suprématie des médecins, en particulier sur leurs vieux rivaux chirurgiens et la volonté d'unifier toutes les composantes des arts de guérir[82]. Rien de concret n'aboutira, mais le ton est donné. Les médecins comptent intégrer ce qui reste de Saint-Côme. Ils n'ont que faire des anciens experts pour les dents. Quand ce n'est pas à l'infirmier qu'on délègue les soins dentaires dans les hôpitaux, on estime qu'ils sont, par leur facilité, du domaine de tout médecin[83]. Malgré le ton dédaigneux, il s'agit bien pour les médecins, après la suppression des corporations de chirurgiens, de récupérer au sein de la médecine les activités des anciens experts dentistes, des oculistes et des lithotomistes. Envisager cette posture permet d'appréhender la grande loi à venir du 19 ventôse an XI et ses conséquences pour l'art dentaire.

Les guerres dans lesquelles est entraînée la France révolutionnaire, puis napoléonienne, réclament des médecins et des chirurgiens. Il faut soigner les blessés, mais aussi remplacer les praticiens tombés sur le champ de bataille. La loi du 14 frimaire an III (4 décembre 1794) a pour but de pourvoir rapidement les armées en personnel soignant.

---

[82] VIDAL F, CARON P. La loi du 14 frimaire an III. *Le Chirurgien-Dentiste de France*. 18 janvier 1990 ; (502) :18-24.
[83] *Ibid.*, p. 22.

La loi du 14 frimaire an III est portée par Antoine François Fourcroy (1755-1809). Fourcroy obtient le titre de docteur à la Faculté de médecine de Paris en 1780. Nommé membre de la Société royale de médecine cette même année, il devient membre de l'Académie des sciences en 1785. En 1792, il est élu député suppléant de Paris à la Convention nationale. Entré au Comité d'Instruction publique en juillet 1794, il propose rapidement de réformer l'enseignement de la médecine. Il reprend certaines propositions inabouties de son maître, Félix Vicq d'Azyr, comme fusionner médecine et chirurgie, et milite pour la création de trois écoles : « *Il sera établi une école de santé à Paris, à Montpellier et à Strasbourg ; ces trois écoles seront destinées à former des officiers de santé pour le service des hôpitaux, et spécialement des hôpitaux militaires et de mari- ne*[84]. »

L'enseignement pratique y occupe une place inédite et importante. Quand Napoléon Bonaparte (1769-1821) arrive au pouvoir, il nomme Fourcroy au poste de conseiller d'État, en décembre 1799, avant de lui confier la direction de l'Instruction publique, le 20 septembre 1802. Fourcroy s'attelle alors à l'ouverture de six écoles de médecine et d'écoles de pharmacie. Napoléon, qui, semble-t-il, ne l'appréciait guère, ne récompense pas de tous les honneurs le dévouement de son ministre et nomme Louis de Fontanes (1757-1821), Grand-Maître de l'Université, fonction qui semblait promise à Fourcroy. Celui-ci demeure cependant comme étant l'architecte de la mise en place de l'Université impériale et de la loi du 14 frimaire an III dont la portée est considérable.

Elle est à l'origine de l'enseignement hospitalo-universitaire[85].

---

[84] DUVERGIER J. B. *Collection complète des lois, décrets, ordonnances, règlements, avis du Conseil d'État*. Tome septième. Paris : A. Guyot et Scribe ; 1825. p. 425.

[85] RIAUD X. *Antoine François Fourcroy (1755-1809), médecin et comte d'Empire, réformateur et promoteur de l'enseignement hospitalo-universitaire en France* [en ligne]. [cité le 19 décembre 2016]. Disponible sur : http://www.histoire-medecine.fr/napoleon-et-la-medecine-article-antoine-francois-fourcroy.php

Au moment de la création des écoles de santé, le besoin est tel qu'on promet que les « *élèves qui ne sont point favorisés par la fortune seront reçus gratuitement* ».

Étant donné que la loi n'apporte pas de précision sur les examens ou la réception des candidats, elle a pour conséquence de permettre à nombre d'empiriques exerçant librement, après la loi Le Chapelier, de se faire délivrer un diplôme. Qu'importe les facilités à obtenir un titre, qu'importe la médiocrité des candidats, l'armée réclame des soignants.

Dans le décret du 14 frimaire an III, « *portant qu'il sera établi à Paris, à Strasbourg et à Montpellier, des écoles destinées à former des officiers de santé* », on peut lire, à l'article deux : « *Les bâtiments destinés jusqu'ici aux écoles de médecine et de chirurgie, dans les communes de Montpellier et de Strasbourg, seront consacrés à ces écoles. Celle de Paris sera placée dans le local de la ci-devant Académie de chirurgie, auquel on réunira le ci-devant couvent des cordeliers*[86]. »

À Paris, les médecins prennent possession des bâtiments de l'Académie de chirurgie et du Collège de chirurgie dont l'ancien couvent des Cordeliers. Tout un symbole.

[86] DUVERGIER J. B. *Collection complète des lois, décrets, ordonnances, règlements, avis du Conseil d'État*. Tome septième. Paris : A. Guyot et Scribe ; 1825. p. 425.

Le XIXe siècle
La jurisprudence détermine l'exercice de la chirurgie dentaire

par

Drs Maxime Cournault & Xavier Riaud

La loi du 19 ventôse an XI, « *relative à l'exercice de la médecine* », réorganise la médecine. Antoine François Fourcroy, déjà instigateur de la loi du 14 frimaire an III, est également le rapporteur de la loi sur l'exercice de la médecine. Dans son *Exposé du projet de loi*, il décrit ainsi l'état des professions médicales en France, après le décret du 18 août 1792 : « *Il n'y a plus de réceptions régulières de médecins, ni de chirurgiens. L'anarchie la plus complète a pris la place de l'ancienne organisation. Ceux qui ont appris leur art se trouvent confondus avec ceux qui n'en ont pas la moindre notion. (…) L'empirisme le plus dangereux, le charlatanisme le plus éhonté abusent partout de la crédulité et de la bonne foi. Aucune preuve de savoir et d'habileté n'est exigée*[87]. »

La loi votée le 19 ventôse an XI (10 mars 1803) redéfinit l'exercice de la médecine après le tumulte de la Révolution. C'est elle qui régira l'ensemble des professions de santé jusqu'en 1892.

L'article premier stipule : « *Nul ne pourra embrasser la profession de médecin, de chirurgien ou d'officier de santé, sans être examiné et reçu comme il sera prescrit par la présente loi* ». Elle oblige les candidats à passer un examen diplômant. Ce sont les écoles de médecine[88] qui délivrent le titre de docteur en médecine ou en chirurgie après quatre années d'études, terminées par cinq examens et la soutenance d'une thèse en français, ou en latin. Le titre de docteur en chirurgie n'est plus

---

[87] DE SALLE E. *Encyclopédie des sciences médicales, ou Traité général, méthodique et complet des diverses branches de l'art de guérir*. Paris : Bureau de l'Encyclopédie ; 1835. p. 292.

[88] Les écoles de médecine deviennent facultés de médecine par le décret impérial du 17 mars 1808. Antoine-François Fourcroy en est encore l'auteur.

délivré qu'à la demande du candidat, dans le cas où sa thèse de fin d'études traite d'un sujet de thérapeutique chirurgicale[89].

Le Titre VI « *Dispositions pénales* » introduit, pour la première fois, la notion d'exercice illégal de la médecine. Il s'applique aussi à la chirurgie et à l'art des accouchements : « *Six mois après la publication de la présente loi, tout individu qui continuerait d'exercer la médecine ou la chirurgie, ou de pratiquer l'art des accouchements, sans être sur les listes dont il est parlé aux articles 25, 26 et 34* (…) *sera poursuivi et condamné à une amende pécuniaire envers les hospices.* »

Le Titre V traite du diplôme de sage-femme. La loi du 21 germinal an XI (11 avril 1803) a pour titre premier « *Organisation des écoles de pharmacie* ». L'art dentaire semble bien être le grand oublié de cette nouvelle législation.

Comme nous l'avons évoqué, la loi du 14 frimaire an III a, comme principal effet, la création d'officiers de santé pour approvisionner en soignants les armées de la France en guerre. La loi du 19 ventôse précise leurs statuts. Leur admission est facilitée, la durée de leurs études, plus courtes que celles des docteurs. D'abord soignants des campagnes militaires, les officiers de santé deviennent les soignants des campagnes agricoles. Le citoyen Caret du Rhône, dans son discours sur le projet de loi devant le corps législatif, donne une explication pour le moins déconcertante : « *Les habitants des campagnes, ayant des mœurs plus pures que celles des villes, ont des maladies plus simples, qui exigent par cette raison moins d'instruction et moins d'apprêts*[90] ». Pour le rapporteur de la loi Fourcroy, « *Il fallait pourvoir à une autre nécessité plus pressante peut-être encore que celle de former et de recevoir*

---

[89] VIDAL F., CARON P., GRANIER D., MORGENSTERN H. Histoire d'un diplôme (10). *Le Chirurgien-Dentiste de France*. 12 novembre 1992 ; (631) : 209-240.

[90] AUDIBRAN J. *L'Art du dentiste considéré chirurgicalement*. Paris : Chez l'auteur ; 1844. p. 22.

des docteurs en médecine et en chirurgie. Les soins dus aux habitants des campagnes[91]. »

Il fait bien sûr référence aux officiers de santé pour ce qui est de prodiguer des soins « aux habitants des campagnes ». Si les docteurs sont obligatoirement reçus dans des écoles de médecine, pour les officiers de santé, on instaure, dans chaque département, un jury composé de deux docteurs et d'un professeur d'une école de médecine pour juger de leur réception. Ils sont cantonnés, dans leur exercice, au département où ils ont été reçus. Ils sont également limités dans leurs compétences, car tenus de faire appel à un docteur dans le cas de grandes opérations. Restrictions techniques et géographiques, études plus courtes et réception par un jury en font de véritables « sous-médecins ».

Un point est indiscutable. Cette loi fondamentale pour le monde médical en France ne fait aucune mention des dentistes, ni sous ce terme, ni sous un autre. Est-ce un oubli spectaculaire ? Les dents, après la Révolution en France, ne font-elles plus partie du corps humain ? Plus sérieusement, on peut se demander si le législateur a considéré, sans juger utile de le préciser, que l'art dentaire faisait bien partie des arts de guérir et que, pour s'occuper des dents, il fallait implicitement être médecin, chirurgien ou officier de santé. Ou, au contraire, a-t-il estimé que cette activité relevant plus d'une pratique commerciale que médicale se devait de demeurer libre, laissée à la concurrence. Deux interprétations vont dès lors, logiquement, s'affronter. La première est que la profession de dentiste est bien une profession médicale. La loi de ventôse lui est applicable implicitement. Les experts dentistes exerçant sans être officier de santé ou sans doctorat de médecine/chirurgie pratiquent donc illégalement et peuvent, à ce titre, être poursuivis. La seconde, bien sûr, défendue par les praticiens ne se justifiant que de la patente, s'appuie sur le fait qu'à aucun moment l'expert dentiste

---

[91] FOURCROY A. F. *Exposé des motifs du projet de loi sur l'exercice de la médecine du 19 ventôse an XI.* Tiré de DE SALLE E. *Encyclopédie des sciences médicales, ou Traité général, méthodique et complet des diverses branches de l'art de guérir*. Paris : Bureau de l'Encyclopédie ; 1835. 420 p.

n'est mentionné dans la loi du 19 ventôse. De fait, elle ne peut leur être appliquée. Ils défendent ainsi leur droit à pratiquer sans diplôme.

Il en résulte que cinq siècles auront été nécessaires pour faire sortir une profession de l'empirisme, du désordre et du charlatanisme dans lequel cette grave omission va la replonger. Cette lacune va attiser la zizanie dans le monde dentaire, jusqu'à la loi de 1892.

Trois, puis six écoles de médecine délivrent le diplôme de docteur dans les dispositions de la loi du 19 ventôse. Médecins et chirurgiens, rendus égaux par ce texte, ont la même légitimité à pratiquer l'art dentaire. Les diplômés d'avant 1792 sont eux aussi légitimes. La loi précise : « *Les docteurs en médecine et les chirurgiens reçus dans les anciennes facultés de médecine, les collèges de chirurgie et les communautés de chirurgiens continueront d'avoir le droit d'exercer l'art de guérir, comme par le passé* ». En 1880, on compte 10 dentistes docteurs en médecine et 12 officiers de santé[92].

Les experts pour les dents sont titrés selon les dispositions de l'édit royal de mai 1768. Ils ont ainsi, avant 1791, bénéficié d'un enseignement et souvent fait leur apprentissage auprès d'un autre expert, ou d'un maître en chirurgie. La loi Le Chapelier de 1791 supprime les experts pour les dents. Déjà peu nombreux, leur nombre va décroître et cette catégorie de praticiens va bientôt disparaître. Ils ont pu continuer à exercer, en restant épargnés par les affaires du début du siècle.

Sous l'Ancien Régime, le roi et les princes du sang ont le pouvoir de nommer des praticiens dépourvus de tout diplôme de Faculté de médecine ou du Collège de chirurgie. Ils pratiquent librement leur art au service de leur protecteur. Cette fonction tient lieu de diplôme ou de lettre. Ces praticiens se présentent

---

92 VIDAL F., CARON P., GRANIER D., MORGENSTERN H. Histoire d'un diplôme (9). *Le Chirurgien-Dentiste de France*. 8 octobre 1992 ; (626). p. 194.

alors comme « brevetés » de telle ou telle maison. Certains se prévalent de l'attestation délivrée par un membre d'une prestigieuse famille qu'ils n'ont pourtant soigné qu'une seule fois. D'autres peuvent acheter fort cher une charge afin de soigner un membre d'une famille princière[93]. Curieusement, ce privilège des maisons royales fait de leurs dentistes les premiers à posséder un titre officiel[94] (ceci avant les experts). On les retrouve dans le corps social à la chute de l'Ancien Régime où leur titre pompeux est du plus bel effet, surtout en l'absence de diplôme officiel. Joseph Audibran, qui se fera remarquer par sa virulence contre les dentistes exerçant sans diplôme, se présente d'ailleurs lui-même comme breveté du roi.

Les officiers de santé ont bénéficié d'une formation médicale, certes concise, mais qui fait d'eux des praticiens diplômés. Cette qualité prendra toute son importance dans les procès à venir contre des dentistes dépourvus de titres. Notons toutefois que certains officiers dentistes ont été reçus entre les lois du 14 frimaire et du 19 ventôse, dans une période où le besoin en praticiens a entraîné une grande indulgence et facilité les admissions. Certains charlatans opportunistes et peu scrupuleux ont très probablement bénéficié de ces complaisances, d'autant plus facilement que l'administration a beaucoup œuvré pour légitimer ceux que l'on était déjà contraint de consulter, en particulier dans les campagnes.

Les dentistes patentés ne peuvent justifier d'aucune formation et n'ont souvent, pour seul titre, que la patente instaurée en 1791 par la loi d'Allarde. Cette simple taxe permet à des empiriques ignorants et malhabiles d'exercer le métier. Néanmoins, les dentistes patentés compteront parmi eux des praticiens curieux et compétents. En hommes d'affaires avisés, ils bâtiront de véritables fortunes. Ce succès financier

---

[93] MORGENSTERN H. *Les dentistes français au XIXe siècle.*, *op. cit.*, p. 16.
[94] VIDAL F. L'Édit royal de mai 1699 - une date capitale pour l'odontologie. *Le Chirurgien-Dentiste de France*. 3 septembre 1981 ; (123) : 25-37.

contribuera largement à attirer sur eux les foudres de leurs confrères diplômés.

Si certains dentistes affichent des diplômes d'écoles étrangères, ils ne sont pas forcément eux-mêmes étrangers. Des Français vont ainsi étudier aux États-Unis où la première école dentaire au monde ouvre ses portes à Baltimore, en 1839[95]. Le Baltimore College of Dental Surgery reçoit l'agrément lui conférant une existence légale le 6 mars 1840 et quatre étudiants de la première promotion sont diplômés après seize semaines d'étude[96]. Le premier journal dentaire professionnel, *The American Journal of Dental Science,* est publié aux États-Unis cette même année par les mêmes qui ont fondé l'école : Chapin Harris et Horace Hayden. Les dentistes américains rencontrent un vif succès, particulièrement auprès de la clientèle parisienne fortunée. Pourtant, la valeur des diplômes étrangers est souvent contestable, un grand nombre pouvant être achetés sur place, ou pire, être de pures inventions commerciales pour appâter le client.

Les écoles de santé sont créées par la loi du 14 frimaire an III. Aucun enseignement de la thérapeutique dentaire n'y est donné. Les écoles de santé deviennent des facultés de médecine en 1808. Face aux sollicitations pour un enseignement dentaire, la réponse des ministres successifs sera en substance toujours la même. Médecins, chirurgiens et officiers de santé sont tout à fait à même de répondre aux besoins des malades[97].

Les procès de Marie Delpeuch ont marqué ce siècle dentaire. Fille, petite fille et femme de dentiste, Marie Delpeuch

---

[95] LOYENET J.-F. *Les dentistes américains à Paris au XIXe siècle* [en ligne]. [cité le 24 mars 2016]. Disponible sur http://www.biusante.parisdescartes.fr/sfhad/vol2/art09/article.htm.

[96] BERTRAND M. *William T. G. Morton et Horace Wells : deux chirurgiens-dentistes, deux figures marquantes de l'anesthésiologie* [Thèse d'exercice]. [Nancy] : Université Henri Poincaré. Faculté de chirurgie dentaire ; 2010. 116 p.

[97] MORGENSTERN H. *Les dentistes français au XIXe siècle., op. cit.*, p. 25.

souhaite, après le décès de son mari, poursuivre son activité professionnelle. Elle prend une patente et exerce depuis 1816 avec « les autorisations des préfets du Lot et de la Corrèze[98] ». En effet, après la Révolution, c'est aux préfets de délivrer les autorisations officielles d'exercer.

En 1821, Marie Delpeuch est dénoncée comme exerçant sans diplôme. Le préfet de la Haute-Vienne demande à un jury médical d'examiner le cas. La réponse du jury est surprenante. Il se prononce pour l'interdiction d'exercer, s'appuyant sur une circulaire portant sur l'article 23 de la loi du 19 ventôse an XI[99]. Et le 4 avril 1821, le préfet prend un arrêté suivant l'avis du jury. Il interdit l'exercice de l'art dentaire à Marie Delpeuch en vertu la loi du 19 ventôse. Le préfet choisit donc d'appliquer cette loi à la profession de dentiste, bien que la question de l'art dentaire ne soit pas évoquée explicitement dans ce texte.

On aurait pu en rester là et cette décision aurait pu faire jurisprudence sur l'application de la loi du 19 ventôse aux dentistes. Mais, le caractère trempé de Mme Delpeuch devait avoir des conséquences dépassant ses velléités professionnelles. Ne tenant pas compte de l'arrêté, elle continue son activité. Cela finit de courroucer ses dénonciateurs et le jury médical dont elle bafoue ouvertement l'autorité.

Marie Delpeuch se retrouve cette fois poursuivie devant le tribunal correctionnel de Limoges, mais celui-ci se déclare incompétent pour trancher sur cette affaire. L'appel est interjeté de cette décision par le procureur général. Il est renvoyé au motif que les faits pour lesquels Mme Delpeuch est poursuivie ne rentrent dans aucune des dispositions pénales en vigueur. C'est finalement un arrêt de la Cour de cassation du 23 février

---

[98] DELTOMBE X. Février 1827 : Marie Delpeuch, femme dentiste. *Le Chirurgien-Dentiste de France*. 1er février 1996 ; (781) : 37-42.

[99] La circulaire stipule : « *L'exercice de l'art par les femmes* (...) *ne peut être, en aucune manière, autorisé par l'article dont il est question* » et Marie Delpeuch dénoncée à l'origine pour son absence de diplôme se voit interdire l'exercice de la profession de dentiste au seul motif de son sexe.

1827 qui rejette l'ultime pourvoi du procureur général[100]. Il donne définitivement raison à Marie Delpeuch, en admettant l'absence de textes de loi règlementant la profession de dentiste.

La Cour de cassation affirme que l'art dentaire est libre, qu'il n'est soumis à l'obtention d'aucun diplôme. Les dentistes patentés peuvent exercer comme les dentistes diplômés et les femmes peuvent exercer la profession de chirurgien-dentiste.

C'est donc une éclatante victoire pour Marie Delpeuch, mais un coup terrible pour toute une profession à qui on confirme que la loi relative à l'exercice de la médecine ne lui est pas applicable. Fourcroy proclamait pourtant : « *Il enjoint de n'admettre à l'exercice de l'art de guérir, que les sujets qui feront preuve d'une étude solide de cet art* ». Si Marie Delpeuch a pu faire la preuve d'une étude solide de son art, le verdict qui lui est rendu autorise des individus qui n'ont pas cette qualité à pratiquer librement.

J.-B. Duvergier, avocat, annote ainsi le premier article de la loi sur l'exercice de la médecine : « *Cette disposition n'est pas applicable à la profession de dentiste. L'exercice de cette profession n'est assujetti à l'obtention d'aucun diplôme, certificat ou lettre de réception*[101]. » Et il cite l'arrêt de la Cour de cassation du 23 février 1827.

Une assemblée de praticiens diplômés, principalement officiers de santé, fonde le 7 mai 1845, à l'initiative de Joseph Audibran, la Société de chirurgie dentaire de Paris. L'objectif proclamé de cette association est la défense de l'honneur et des intérêts de la profession de dentiste. Elle prône pour cela un exercice réservé aux seuls diplômés (médecins, chirurgiens et officiers de santé), rejetant violemment les charlatans, « artisans », mais aussi les dentistes patentés. La création de la Société de chirurgie dentaire de Paris précède l'action en justice qu'Audibran et ses

---

[100] DELTOMBE X. Février 1827 : Marie Delpeuch, femme dentiste. *Le Chirurgien-Dentiste de France*. 1er février 1996 ; (781) : 37-42.

[101] DUVERGIER J.-B. *Collection complète des lois, décrets, ordonnances, règlements, avis du Conseil d'État Volume quatorzième*. Paris : A. Guyot et Scribe ; 1836. p. 12.

associés décident de mener contre quatre dentistes patentés. En réalité, c'est moins l'absence de diplôme de ces quatre praticiens que leur réussite financière, à grand renfort de publicité, qu'attaque la société. De même, c'est moins un encadrement des pratiques, que le profit et le monopole de l'exercice de l'art dentaire qui anime cette action. Ces arguments sont repris par la défense.

William Rogers[102] (1818-1852) est un des quatre patentés mis en cause. Il est né à Amsterdam et a effectué un apprentissage auprès d'un dentiste anglais. Il s'installe à Paris, vers les années 1840, et rencontre, grâce à son savoir-faire et à l'usage intensif de la publicité, un grand succès auprès de la bourgeoisie fortunée[103]. Attaqué pour exercice illégal de la médecine, Rogers est condamné en première instance, puis en appel. Mais, loin d'être impressionnable et sûr de son bon droit, il se pourvoit en cassation.

Et vingt ans après le procès Delpeuch, la justice donne une nouvelle fois raison à la défense. L'arrêt de la Cour de cassation du 25 juin 1846 énonce : « *La loi du 19 ventôse an XI, relative à l'exercice de la médecine, passe sous silence la profession de dentiste* », ce qui confirme et détermine la jurisprudence de la profession en France pour cinquante années de plus[104].

La Société de chirurgie dentaire de Paris ne réussit pas à surmonter ce cuisant revers et doit se dissoudre peu de temps après. L'art dentaire demeure libre d'être exercé par chacun, sans diplôme, au grand dam d'Audibran et de ses anciens co-sociétaires.

La réussite financière de simples dentistes patentés et le vide laissé par la loi du 19 ventôse motivent, sans doute, certains médecins à revendiquer le monopole de l'exercice de l'art dentaire. D'abord intégrés à ce projet, les officiers de santé sont

---

[102] Son vrai nom est Benjamin Cohen. Il prend sans doute le pseudonyme de William Rogers pour profiter du succès des praticiens étrangers anglais et américains, et échapper à un climat antisémite préjudiciable aux affaires.

[103] MORGENSTERN H. *Les dentistes français au XIXe siècle.*, *op. cit.*, pp. 40-43.

[104] MORGENSTERN H. *Les dentistes français au XIXe siècle.*, *op. cit.*, p. 51.

évincés par des médecins défendant leur doctorat comme seul diplôme valable pour exercer[105]. Cette partition de la profession médicale en deux classes, ayant pourtant en commun la qualité d'être diplômées, fragilise ce nouveau mouvement. Certains chirurgiens s'opposent également à cette tentative d'enlèvement. Ils sont rejoints par des dentistes maintenant bien implantés dans la société, dont les techniques deviennent toujours plus perfectionnées. Ils bénéficient en effet du formidable élan scientifique et technologique du XIXe siècle, qui voit apparaître ou se perfectionner, pour ce qui est du dentaire, les céramiques, les instruments rotatifs, l'amalgame, l'aurification, et bien sûr l'anesthésie. La double découverte de l'anesthésie par inhalation, du protoxyde d'azote en 1844 par Horace Wells et de l'éther sulfurique en 1846 par William Thomas Green Morton, tous deux dentistes américains, en plus de représenter une avancée médicale considérable pour les dentistes, les médecins et les patients, est un remarquable témoin de cette émulation[106].

Le siècle de la révolution industrielle profite aussi aux dentistes et l'arracheur de dents en place publique semble définitivement appartenir au passé.

Dentistes à la réussite financière et sociale, chirurgiens, officiers de santé, tous comptent bien défendre leurs intérêts. Ils ont face à eux les médecins du mouvement stomatologique, défenseurs du doctorat en médecine. Emile Magitot (1833-1897), médecin, membre de l'Académie nationale de médecine, en sera le chef de file. Il fonde la Société de stomatologie de Paris, le 6 février

---

[105] Edmond Andrieu, dans l'avant-propos de son *Traité complet de stomatologie* de 1868, explique : « *Nous désignons sous le nom de stomatologie la partie de l'art médical qui comprend l'étude de la bouche et de ses maladies, et sous celui de stomatologiste, le médecin qui se livre spécialement à cette étude.* » L'ouvrage est le premier en France à traiter de la stomatologie et à l'aborder comme une spécialité.

[106] La primauté de la découverte a été d'ailleurs source d'importantes controverses. Voir BERTRAND M. *William T. G. Morton et Horace Wells : deux chirurgiens-dentistes, deux figures marquantes de l'anesthésiologie* [Thèse d'exercice]. [Nancy] : Université Henri Poincaré. Faculté de chirurgie dentaire ; 2010. 116 p.

1888[107]. Le grand projet de Magitot rencontre pourtant des réticences, même parmi les médecins. Ceux-ci voient d'un mauvais œil une organisation officielle des spécialités médicales qui risqueraient de rogner leur champ d'activité potentielle et de limiter leurs compétences[108]. La stomatologie ne devait être reconnue spécialité médicale qu'après la Deuxième Guerre mondiale.

Certes, la loi de ventôse par son silence permet à nombre de praticiens, aux intentions plus ou moins nobles, de revendiquer le monopole de l'art dentaire, mais la réussite éclatante de dentistes dépourvus de diplômes a sûrement attisé les convoitises.

Narcisse-Achille de Salvandy (1795-1856), ministre de l'Instruction publique, présente, en 1847, le *Projet de loi sur l'enseignement et l'exercice de la médecine, et de la pharmacie.* Le projet est ambitieux. Il a pour but de régler l'exercice de la médecine et de toutes les branches de l'art de guérir en France[109]. Il est fondé sur des rapports de commissions, notamment ceux de la Faculté de médecine qui soutient que « *l'art dentaire est une partie de la chirurgie dont l'exercice ressort à une profession libérale et non à un commerce*[110] ».

Le ministre de Salvandy garde comme base la loi du 19 ventôse an XI, mais, la jugeant d'« *un caractère essentiellement transitoire*[111] », il entend élaborer un texte plus moderne. Ce projet revêt une importance particulière pour les dentistes, car il propose, dès 1847, la création d'un « brevet spécial » pour deux

---

[107] MORGENSTERN H. *Les dentistes français au XIXe siècle., op. cit.*, p. 70.
[108] LEGENT F. *Une brève histoire de la stomatologie* [en ligne]. 2012 [cité le 11 mai 2016]. Disponible sur http://www.biusante.parisdescartes.fr/histoire/medica/orl/i.php
[109] SALVANDY N.-A. *Projet de loi sur l'enseignement et l'exercice de la médecine et de la pharmacie, avec l'exposé des motifs*. Paris : V. Masson ; 1847. p. 6.
[110] BESOMBES A. Histoire de l'Art dentaire du XVIIIe siècle à l'époque contemporaine. Dans MARTIGNY M. *Histoire de la médecine, de la pharmacie, de l'art dentaire et de l'art vétérinaire*, Tome 8., *op. cit.*, p. 284.
[111] SALVANDY N.-A. *Projet de loi sur l'enseignement et l'exercice de la médecine et de la pharmacie, avec l'exposé des motifs., op. cit.*, p. 6.

professions assimilées à des branches de la médecine : dentiste et sage-femme. Le Titre V du projet de loi s'intitule *De l'exercice de la médecine* et contient les articles suivants :

« - *Art. 34 : La loi ne reconnaît pas d'autres professions spéciales, dans l'art médical, que celle de dentiste et de sage-femme.*

- *Art. 35 : Nul ne peut exercer la profession de dentiste, s'il n'est docteur en médecine, ou s'il ne justifie d'un brevet spécial, délivré par une faculté ou par une école préparatoire*[112] ».

L'article 17 précise les conditions d'obtention de ce brevet de dentiste : deux années d'études dans une école préparatoire ou dans une faculté, ou un stage de quatre années chez un dentiste bien établi. Dans tous les cas, les candidats doivent subir deux examens spéciaux. L'article 49 déclare que seront punis de six mois à deux ans d'emprisonnement tous ceux qui exerceront la médecine ou l'une de ses branches, sans être pourvus au préalable d'un diplôme de docteur ou d'un brevet spécial qui leur donne le droit de l'exercer. La notion d'exercice illégal de la profession de dentiste est établie.

En 1847, l'art dentaire est donc tout proche de retrouver légalement une place dans la médecine, quand l'histoire de France entrave, une nouvelle fois, sa course vertueuse. Le projet de loi est bien adopté par la Chambre des Pairs, mais la Révolution de 1848[113] en empêche la promulgation et retarde d'un demi-siècle toute législation. La profession doit ainsi continuer à être exerçable par tous, en étant soumise, en cas de conflit devant la justice, au droit commun[114].

---

[112] La Gazette médicale de Paris : journal de médecine et des sciences accessoires - 1847, série 3, n° 02 [en ligne]. [cité le 9 juillet 2016]. Disponible sur : http://www.biusante.parisdescartes.fr/histoire/medica/resultats/?p=545&cote=90182x1847x02&do=page.

[113] Louis-Philippe d'Orléans (1773-1850), roi des Français de 1830 à 1848, doit abdiquer après la Révolution de février 1848 qui voit la proclamation de la Deuxième République.

[114] MORGENSTERN H. *Les dentistes français au XIX*^{e} *siècle.*, *op. cit.*, p. 61.

En 1879, Jules Ferry (1832-1893), ministre de l'Instruction publique, soumet à la Faculté de médecine de Paris un projet de loi concernant les dentistes, connu sous le nom de son rapporteur, le chirurgien Léon Le Fort. Ce projet fait suite à une pétition d'Edmond Andrieu, médecin-dentiste, stomatologiste convaincu et défenseur, dans un premier temps, du doctorat en médecine obligatoire pour exercer l'art dentaire. Cette position se fait sentir dans le projet. Les deux questions centrales soumises à l'avis de la Faculté de médecine concernent la nécessité d'un examen sanctionnant un diplôme pour exercer la profession de dentiste et l'astreinte des postulants à un stage professionnel. L'ambition est double. Une formation largement médicale, mais également pratique par « *deux années de stage, soit chez un dentiste, soit dans une école d'odontologie* ».

Ce projet, très exigeant pour les futurs dentistes, va jusqu'à leur imposer, pour exercer, des compétences dépassant celles d'un docteur en médecine[115]. De plus, le diplôme de dentiste devient le seul à permettre cette activité, ce qui de fait l'interdit aux médecins. Les critiques sont vives et la médicalisation de l'art dentaire ne semble satisfaire personne :

- ni les médecins craignant de voir leur champ de compétences réduit par un diplôme leur ôtant le droit de pratiquer une partie de la médecine ;

- ni les dentistes, particulièrement les jeunes diplômés, à qui une clause rétroactive impose de se soumettre à des examens effectués au sein d'une Faculté de médecine.

La question de la réglementation de la chirurgie dentaire suscite donc un débat avec en toile de fond la mise en place d'un diplôme. Un diplôme se délivrant généralement suite à un enseignement, la création d'écoles va immanquablement se poser et animer les passions. L'ouverture des deux premières écoles dentaires en France est un chapitre de l'histoire de notre profession indissociable de deux personnages aux conceptions

[115] VIDAL F., CARON P., GRANIER D., MORGENSTERN H. Histoire d'un diplôme (9). *Le Chirurgien-Dentiste de France*. 8 octobre 1992 ; (626). p. 193.

radicalement différentes : Edmond Andrieu (1833-1889) et Charles Godon (1854-1923).

Edmond Andrieu, tout d'abord, que nous avons découvert par sa pétition adressée à Jules Ferry, devient président, en 1879, de la chambre syndicale de l'Art dentaire créée la même année. L'opinion d'Andrieu est initialement celle qu'il fait valoir au ministre : doctorat en médecine obligatoire pour les dentistes, diplôme d'État. Il sera contraint de faire volte-face pour des raisons précédemment évoquées (opposition des médecins à faire émerger une spécialité). Même modérées, les positions de la chambre syndicale d'Andrieu entraînent des démissions chez ses membres, dont celle de Charles Godon.

L'émulation de cette assemblée professionnelle fait qu'elle se penche sur l'épineuse question de la règlementation de la profession. Entre alors en considération la nécessité d'un diplôme et d'une école. Un projet est avancé. Il propose de sanctionner des études spéciales par un diplôme d'État après un examen passé devant la Faculté de médecine. La formation aurait lieu dans une école régie sous le contrôle de l'État[116]. Le caractère conservateur d'Edmond Andrieu transparaît, tout comme son attachement à une formation professionnelle à caractère essentiellement médical. La chambre syndicale acquise aux idées de son président approuve cette proposition par un vote le 13 janvier 1880. Andrieu entend faire avancer ses projets avec l'assentiment des institutions.

Suivant la doctrine stomatologiste, Andrieu veut faire entrer la formation dentaire dans le cadre médical et attend la promulgation d'une grande loi sur la médecine qui semble imminente. Mais, les renversements de ministères retardent le vote de cette loi et finissent par lasser la chambre syndicale qui décide finalement de ne plus attendre pour ouvrir une école. Le 7 janvier 1884, est donc créée l'École dentaire de France. N'étant en réalité pas un organisme d'État, elle doit changer son nom et devient l'École odontotechnique. Elle se situe 3, rue de

---

[116] MORGENSTERN H. *Les dentistes français au XIXe siècle.*, *op. cit.*, p. 96.

l'Abbaye et déménagera rue Garancière en 1900. Elle est aujourd'hui la Faculté de chirurgie dentaire de Paris VII[117].

Les membres démissionnaires de la chambre syndicale de l'art dentaire, avec à leur tête Charles Godon et Emmanuel Lecaudey, fondent le Cercle des dentistes de Paris en avril 1879, avec la volonté de mettre en place au plus vite une école dentaire.

De fait, l'orientation qu'ils comptent donner à cette école se trouve en opposition avec les positions de la chambre syndicale. Godon et ses associés défendent le principe d'une école libre, délivrant ses propres certificats d'aptitude et garantissant une profession indépendante (de la Faculté de médecine).

Liberté de l'enseignement et liberté d'exercice. Le Cercle des dentistes de Paris, profondément libéral, ne saurait mieux contraster avec la ligne directrice d'Andrieu et de la chambre syndicale. Le 4 décembre 1879, Charles Godon dépose au Cercle des dentistes de Paris *le projet de fondation d'une école professionnelle libre de chirurgie et de prothèse dentaire*[118]. Moins d'un an plus tard, la première école dentaire en France, l'École dentaire de Paris, voit le jour. Elle est inaugurée le 13 novembre 1880. Les cours commencent le lundi suivant, le 15 novembre, avec 45 élèves[119]. Installée d'abord 23, rue Richer, au Cercle des dentistes de Paris, l'école déménage deux fois avant de s'établir au 45, rue de la Tour d'Auvergne en 1898. Elle deviendra la Faculté de chirurgie dentaire de Paris V (Montrouge).

Si les inimitiés, du moins les divergences, sont à l'origine de la création de deux écoles dentaires à Paris consécutivement, il est

---

[117] MORGENSTERN H. *Les dentistes français au XIXe siècle.*, *op. cit.*, pp. 96. 119.

[118] VIDAL F., CARON P., GRANIER D., MORGENSTERN H. Histoire d'un diplôme (9). *Le Chirurgien-Dentiste de France*. 8 octobre 1992 ; (626). p. 201.

[119] BESOMBES A. Histoire de l'Art dentaire du XVIIIe siècle à l'époque contemporaine. Dans MARTIGNY M. *Histoire de la médecine, de la pharmacie, de l'art dentaire et de l'art vétérinaire,* Tome 8., *op. cit.*, p. 285.

maintenant admis que cela a créé une émulation qui a été profitable non seulement à chacune des deux écoles, mais sûrement aussi à la profession. Elles sont d'ailleurs toutes deux reconnues d'utilité publique en 1892.

À partir du 22 septembre 1965, l'État prend en charge par décret la formation des chirurgiens-dentistes. Les écoles dentaires libres, dont l'École dentaire de Paris et l'École odontotechnique de Paris ont été les pionnières, deviennent les Écoles nationales de chirurgie dentaire. En 1970, ces écoles nationales intègrent officiellement l'université et prennent le nom de Facultés de chirurgie dentaire, aussi dénommées Unités d'enseignement et de recherche (U. E. R.) de chirurgie dentaire. Une nouvelle réforme des études supérieures, en 1984, remplace les U. E. R. par les Unités de formation et de recherche (U. F. R.) que nous connaissons aujourd'hui[120].

Puis, la Loi Brouardel du 30 novembre 1892 est votée. Paul Brouardel (1837-1906) est un médecin diplômé de la Faculté de médecine de Paris. Il y soutient sa thèse en 1865. En 1879, il est nommé professeur de médecine légale, son domaine de prédilection. Il en transforme l'enseignement et le fait progresser tout au long de sa carrière[121]. Il est élu membre de l'Académie de médecine en 1880, président du Comité consultatif d'hygiène en 1884, membre libre de l'Académie des sciences en 1892. Il est nommé doyen de la Faculté de médecine de Paris, en décembre 1887, et il le reste jusqu'en décembre 1901, date où il devient doyen honoraire de la Faculté. Il adhère très tôt aux théories de Pasteur et se consacre à la contagion, à l'asepsie et aux maladies évitables. Son œuvre immense en hygiène et en médecine légale fait de lui un des grands médecins du XIXe siècle. Son travail de vingt ans pour élaborer un nouveau texte sur l'exercice de la médecine se

---

[120] LEGENT F. *Une brève histoire de la stomatologie* [en ligne]. 2012 [cité 11 mai 2016]. Disponible sur http://www.biusante.parisdescartes.fr/histoire/medica/orl/i.php

[121] THOINOT L. La vie et l'œuvre de Paul Brouardel (1837-1906). Dans *Brouardel P. Annales d'hygiène publique et de médecine légale*. Quatrième série. Tome sixième. Paris : JB. Baillière ; 1906. pp. 193-235.

conclut le 30 novembre 1892, par l'adoption d'une loi qu'il n'a pas cessé de défendre. Elle est communément appelée « Loi Brouardel ».

Avant les réformes proposées par Paul Brouardel, l'exercice de la médecine en France était toujours régi par la loi du 19 ventôse an XI. La loi du 30 novembre 1892 (Annexe 1) confère un diplôme aux chirurgiens-dentistes et met fin à un siècle de désordre. Cette loi est aussi motivée par l'urgence de mettre un terme à l'exercice illégal de la médecine encore très répandu dans les milieux soignants catholiques[122]. En voici les grandes dispositions : disparition des officiers de santé ; abolition du grade de docteur en chirurgie ; droit de se constituer en association ou en syndicat professionnel dans les conditions de la loi du 21 mars 1884 ; création et aggravation des sanctions pour l'exercice illégal de la médecine, de la chirurgie, de l'art dentaire et de la pratique des accouchements.

Cette loi traite de l'exercice de la médecine, mais ne s'attache pas à réglementer l'organisation de son enseignement. Elle crée le diplôme de chirurgien-dentiste et est demeurée en vigueur jusqu'à la promulgation de la loi du 25 décembre 1971 qui a institué le doctorat en chirurgie dentaire. L'article II de la loi du 30 novembre 1892 énonce : « *Nul ne peut exercer la profession de dentiste s'il n'est muni d'un diplôme de docteur en médecine ou de chirurgien-dentiste. Le diplôme de chirurgien-dentiste sera délivré par le gouvernement français à la suite d'études organisées suivant un règlement rendu après avis du conseil supérieur de l'instruction publique et d'examens subis devant un établissement supérieur médical de l'Etat*[123]. »

L'article XVI introduit la notion d'exercice illégal de l'art dentaire, en même temps que celle d'exercice illégal de la médecine. L'article XVIII précise que l'exercice illégal de l'art dentaire est puni d'une amende de 50 à 100 francs et que la récidive peut conduire à un emprisonnement. L'usurpation du titre de dentiste est elle aussi punie selon l'article XIX.

---

[122] MORGENSTERN H. *Les dentistes français au XIXe siècle.*, *op. cit.*, p. 154.

[123] Loi du 30 novembre 1892 publiée au *Journal Officiel* du jeudi 1er décembre 1892. p. 5749.

Au moment de la promulgation de cette loi restée fameuse, seules, deux écoles dentaires existent. En 1893, un décret fixe la durée des études à trois ans. Il faut attendre 1909 pour voir la durée portée à cinq ans, dont deux de stage. Le décret du 31 décembre 1894 prononce la validité des inscriptions prises dans les écoles dentaires en vue des examens d'État pour l'obtention du diplôme de chirurgien-dentiste.

L'Ordre des médecins : un projet ancien

Il est nécessaire d'aborder, même brièvement, l'Ordre des avocats, car il est le premier ordre professionnel en France. Il servira bien souvent d'élément de comparaison, de modèle aux autres organisations. Son influence se fait sentir quand sont élaborés les différents projets d'un Ordre des médecins. En témoigne l'*Étude sur la création d'un Ordre des médecins analogue à l'Ordre des avocats*, publiée par le docteur Hippolyte Sénac en 1886. En réalité, il n'y a pas un mais « des Ordres » des avocats. Ceci est rendu possible, car la profession est organisée en barreaux depuis l'Ancien Régime[124]. Le barreau, initialement la barre de fer ou de bois séparant l'audience des avocats et derrière laquelle ils plaident, désigne par la suite l'ensemble des avocats attachés à un tribunal de grande instance (T.G.I.). Soulignons que le mot « Ordre » est fréquemment employé au singulier pour englober sous un seul terme les différents Ordres nationaux. C'est donc le barreau qui élit le conseil de l'Ordre qui, à son tour, élit à sa tête un bâtonnier[125]. Il est ainsi appelé parce qu'il portait, à l'origine, le bâton à l'effigie du saint patron de la profession, saint Nicolas ou saint Yves. Précisons qu'aujourd'hui, ordre et barreau sont deux entités distinctes, mais intimement liées. Le barreau est composé de tous les avocats en exercice auprès d'un même tribunal de grande instance[126]. L'Ordre intègre en sus les avocats honoraires. La loi du 31 décembre 1971 a conféré la personnalité civile à chaque barreau, ce qui lui permet d'agir en

---

[124] CNRTL, Centre national des ressources textuelles et lexicales. *Etymologie de BARREAU* [en ligne]. [cité le 7 juill. 2016]. Disponible sur http://www.cnrtl.fr/etymologie/barreau.

[125] L'article 15, alinéas 2 et 4 de la loi n° 71-1130 du 31 décembre 1971 portant réforme de certaines professions judiciaires et juridiques énonce que « *chaque barreau est administré par un conseil de l'Ordre élu pour trois ans.* (…) *Il est présidé par un bâtonnier élu pour deux ans dans les mêmes conditions* ».

[126] L'article 1 du décret n° 91-1197 du 27 novembre 1991 organisant la profession d'avocat énonce : « *les avocats établis près de chaque tribunal de grande instance forment un barreau* ».

justice, de posséder un patrimoine, ce qui n'est pas le cas de l'Ordre. On peut dire que l'Ordre est une émanation du barreau qui lui donne certaines missions[127]. On peut aussi le décrire comme son organe délibérant. La France compte, en 2016, 173 tribunaux de grande instance et 164 barreaux. Cette différence s'explique par la faculté qu'ont les barreaux à se regrouper (article 15 de la loi du 31 décembre 1971). A ces 164 barreaux, sont rattachés 164 bâtonniers et autant de conseils de l'Ordre.

Certains aiment à le faire remonter au Bas-Empire romain et à l'empereur Justinien Ier (483-565), mais c'est indiscutablement sous le règne de Louis XIV que s'affirment, de façon claire, l'institution de l'Ordre des avocats et le rôle du bâtonnier. Cependant, l'encadrement de la profession en France est, on peut le deviner, encore plus ancien. Bien après que les Carolingiens aient abordé la question de l'organisation de la justice dans les capitulaires, c'est Philippe III le Hardi (1245-1285) qui initie véritablement la réglementation de l'activité des avocats. Par une ordonnance du 23 octobre 1274, il limite leurs honoraires et leur impose un serment. En cas de refus ou de parjure, l'avocat est puni de l'interdiction d'exercer[128]. En 1344, le parlement de Paris administre déjà très rigoureusement la profession. Il requiert des « valeurs », des conditions de moralité et de capacité avant l'admission de tout candidat. Il prescrit la présentation au serment d'avocat et déjà l'inscription au tableau[129].

Le mot français « ordre » est issu du latin « ordo » qui a comme signification « rang, rangée, distribution régulière ». Or, il est établi que, depuis l'arrêt du parlement de 1344, les avocats se répartissent en trois groupes : stagiaires, plaidants et consultants. Le costume de chacun est bien défini : stagiaires en

---

[127] ORDRE DES AVOCATS DE PARIS. *Un peu d'histoire* [en ligne]. [cité le 12 juin 2016]. Disponible sur http://www.avocatparis.org/entre-nous/culture/notre-histoire-commune/un-peu-dhistoire.

[128] GAUDRY J. A. J. *Histoire du barreau de Paris depuis son origine jusqu'à 1830*. Paris : A. Durand ; 1864. p. 90.

[129] LE BAS P., LEMAÎTRE A. F. *Dictionnaire encyclopédique de la France*. Tome 2. Paris : Firmin Didot frères ; 1840. p. 145.

manteau bleu, plaidants en violet, consultants en écarlate. De plus, au palais, à la même période, les avocats sont divisés par bancs, chaque banc ayant la charge de désigner des députés pour assister un doyen[130]. Cette hiérarchie rigoureuse et le placement linéaire en bancs, sont-ils à l'origine de l'utilisation du mot « ordo », qui deviendra « ordre » pour désigner la communauté des avocats ?

On est également tenté de penser que l'usage du terme « ordre » pour désigner une assemblée professionnelle, en premier lieu celle des avocats, a pu être emprunté aux ordres de chevalerie du XIVe siècle, ces derniers découlant eux-mêmes des ordres militaires et religieux qui sont apparus, et ont connu un développement rapide lors des croisades.

Quand Philippe IV le Bel (1285-1314) sédentarise le parlement[131], celui-ci est composé de gens d'armes et d'Église. En effet, à l'image des médecins, la majorité des avocats au Moyen Âge sont des clercs. Ce statut particulier leur confère privilèges et protection, et menace notamment d'excommunication qui aurait porté la main sur un avocat. Des parallèles se retrouvent entre les usages des ordres religieux et ceux de la profession d'avocat[132]. Ne prononce-t-on pas des vœux solennels au moment de rentrer dans un ordre chrétien, comme l'avocat prête son serment à partir de 1274 ? Pour ce qui est de l'influence de la noblesse militaire, rappelons que le chevalier du XIVe siècle a le droit et le devoir de participer aux cours, et affaires de justice qu'administre le seigneur dont il est le vassal. Ainsi, se côtoient, après la sédentarisation du parlement, nobles et avocats. Ces derniers adoptent rapidement les coutumes et habits des chevaliers d'armes qui, eux, désertent les palais de justice à mesure que la profession se développe. Les parallèles comme les « chevaliers en lois » se multiplient. « *Ils doivent et*

---

[130] SUR B., SUR P. O. *Une histoire des avocats en France*. Paris : Dalloz ; 2014. p. 27.

[131] Philippe II Auguste (1180-1223) oblige ce qui n'est alors qu'un conseil itinérant de seigneurs et de clercs, à se fixer à Paris à certaines dates. Philippe IV le Bel (1268-1314) instituera le parlement sédentaire au Palais, à côté du roi.

[132] SUR B., SUR P. O. *Une histoire des avocats en France.*, *op. cit.*, Préface p. VI.

peuvent porter d'or, comme les chevaliers ; ils sont en droict escript appelés chevaliers-ès-loix[133] ». Les avocats ont-ils repris les termes et codes de leurs nobles collègues pour jouir eux aussi du prestige dont bénéficiaient les chevaliers ? À moins qu'il se soit agi d'une manœuvre pour les assimiler subtilement aux chevaliers d'armes, alors seuls détenteurs du droit de prendre part à la justice. Quelles qu'en soient les raisons, ces parallèles vont, on peut le présumer, encourager l'analogie de vocabulaire.

C'est probablement à partir du XIVe siècle, par des influences dont on ne peut dégager avec exactitude une prépondérance, que la communauté des avocats est évoquée par le terme « ordo », ordre. Ajoutons, cette fois avec certitude, que le mot devient couramment employé aux XVIe et XVIIe siècles, car l'institution s'établit véritablement lors du règne du Roi-Soleil.

L'année 1661 voit la publication du premier règlement, ainsi que la première réunion du conseil de discipline de l'Ordre. Un arrêt du 17 juillet 1693 confirme le bâtonnier comme chef de l'Ordre[134]. Mais, née sous l'Ancien Régime, cette organisation subit gravement les tourments de la Révolution.

La loi du 16 août - 2 septembre 1790, votée par une Assemblée constituante, qui compte pourtant de nombreux avocats, dont le bâtonnier de l'Ordre du barreau de Paris, supprime l'Ordre, mais également le titre et la profession. Plaider devient accessible à tous, ce qui rappelle le sort que connaît le monde médical à la même période. La disparition des Ordres, organisations puissantes et autoritaires, précède logiquement l'abolition des corporations par la loi le Chapelier, comme nous l'avons vu précédemment. La profession d'avocat est restaurée par la loi du 22 ventôse an XII (13 mars 1804) relative aux écoles de droit. Elle rétablit le nom et le tableau des avocats. L'Ordre doit encore attendre six ans et le décret du 14 décembre 1810 pour renaître à son tour. C'est cette date qui est célébrée comme fondatrice de l'organisation professionnelle bien que

[133] FOURNEL J.-F. *Histoire des avocats au parlement et au barreau de Paris*. Paris : Maradan ; 1813. p. 272.
[134] SUR B., SUR P. O. *Une histoire des avocats en France.*, *op. cit.*, p. 81.

cette « renaissance » soit largement assortie d'entraves. Les avocats ont en effet perdu, en grande partie, l'indépendance et la liberté dont ils jouissaient avant la Révolution. Ils ont obligation de mentionner les honoraires au pied des actes, interdiction de s'assembler et de faire grève. Conseil de l'Ordre et bâtonnier sont nommés par le Procureur général. En 1790, les avocats ont disparu sans mot dire, l'Empire les rétablit muselés[135]. Les chaînes finissent de sauter grâce à l'ordonnance du 27 août 1830, promulguée par le dernier roi des Français, Louis-Philippe Ier (1773-1850), et ceci moins de trois semaines après son intronisation. Si le décret du 14 décembre 1810 symbolise la naissance de l'Ordre dans sa forme moderne, l'ordonnance d'août 1830 marque véritablement le rétablissement de ses prérogatives et de son lustre d'antan. Ordres et bâtonniers vont prendre une importance croissante, apportant au barreau prestige, puissance et influence. Cela se ressent dès 1845, quand commence à poindre la question d'une organisation des professions médicales.

La première entreprise législative concrète visant à instaurer une organisation ordinale pour les médecins, même si le terme d'« ordre » n'est pas encore celui employé, date de 1847. Le texte présenté fait partie du *Projet de loi sur l'enseignement et l'exercice de la médecine et de la pharmacie*, porté par le comte de Salvandy. Ce projet contient également les premières dispositions pour règlementer la profession de dentiste, après la Révolution. Salvandy se base sur les travaux d'un congrès de médecins pour son élaboration. Durant les deux premières semaines du mois de novembre 1845, se déroule à l'hôtel de ville de Paris, salle Saint-Jean, le congrès médical de France. L'évènement est d'une ampleur inédite. Il rassemble deux mille médecins, sur les vingt mille environ que compte le pays, provinciaux et parisiens, mais aussi des officiers de santé, des pharmaciens et des vétérinaires[136]. Une dizaine de commissions

---

135 SUR B., SUR P. O. *Une histoire des avocats en France.*, *op. cit.*, p. 186.

136 BOURQUELOT L. Le congrès médical de France : défense d'une profession libérale sous la Monarchie de Juillet. *Annales de Bretagne et des pays de l'Ouest*. 1979 ; 86 (2) : 301-312.

doivent se pencher sur les différentes problématiques que rencontrent les médecins au milieu de ce siècle. Sont ainsi évoqués leur rémunération, la médicalisation des campagnes, leur considération sociale et l'avenir des officiers de santé.

La commission numéro 9 est chargée des questions d'exercice illégal de la médecine, des médecins étrangers, de la limitation du nombre des médecins et des conseils de discipline. Sur ce dernier point, la question posée est la suivante : « *Quels seraient les avantages, quels seraient les inconvénients des conseils de discipline ? Quelle organisation, quelles attributions leur donner* [137] ? » La commission numéro 9, par la voie du Dr Cerise, son rapporteur, répond en proposant la création d'un collège médical, par arrondissement (département), avec à sa tête un conseil médical. Elle appelle de ses vœux « *l'institution de conseils médicaux servant d'intermédiaire entre le corps médical et la société, entre le corps médical et chacun de ses membres, ayant à la fois des fonctions de protection et de moralisation*[138] ». L'idée est très semblable à celle d'une « institution ordinale médicale » même si, au terme « conseil de l'Ordre », on préfère celui de « conseil médical ». Le fait que les questions d'exercice illégal et de conseils de discipline soient traitées par la même commission n'est pas fortuit. La principale motivation à la création des conseils médicaux est bien la lutte contre l'exercice illégal de la médecine, dont les médecins regrettent l'impunité.

Il s'agit également de mettre un terme à ce que le Dr Cerise appelle « le charlatanisme légal ». Il vise ici directement des médecins. Le travail de la commission numéro 9 se concrétise par cette motion, adoptée par le Congrès :

« - *Un collège médical sera créé dans chaque arrondissement et comprendra tous les médecins domiciliés dans l'arrondissement.*

---

[137] CIBRIE P. *L'Ordre des médecins*. Paris : Laboratoires Midy ; 1935. p. 18.

[138] Journal officiel du congrès médical en séance du 10 novembre 1845. Dans *La Lancette française, Gazette des hôpitaux civils et militaires*. 15 novembre 1845 ; Tome VII (137) : 549-551.

- Chaque collège médical d'arrondissement élira tous les ans, à la majorité absolue des suffrages, un conseil médical.

- Le conseil aura pour mission, d'une part de soutenir les droits du Corps médical et de ses membres, d'autre part de maintenir la dignité professionnelle.

- Le conseil aura le pouvoir de prononcer (...) cinq ordres de peines disciplinaires. Parmi ces peines, la radiation temporaire ou absolue « *du tableau du collège*[139] ».

- Les collèges médicaux seront chargés de signaler aux procureurs du roi les individus qui exercent illégalement la médecine et d'en presser la poursuite. »

Le ministre Salvandy reprend les travaux des commissions du congrès médical pour élaborer son projet de loi. Mais, le texte présenté à la Chambre des Pairs modifie quelque peu le rôle des conseils médicaux. Ils sont traités dans les articles 47 et 48. Le ministre, voyant en eux un contre-pouvoir incontrôlable, du moins hors de son contrôle, réduit drastiquement leurs prérogatives. Leur pouvoir disciplinaire est, par exemple, supprimé. Salvandy déclare à la Chambre : « *Plus tard, on pourra arriver à donner aux conseils plus d'extensions* ». Une manière de faire taire les dernières revendications[140]. Il a déjà défendu cette position, dans le discours d'exposé des motifs du projet de loi en février 1847, en comparant l'Ordre des avocats « *rassemblé dans quelques centres de population et de lumière* », qui n'exerce « *que sous les yeux et sous l'autorité d'un pouvoir plus grand, plus fort, plus auguste. Le tribunal* » à des conseils médicaux qui « *seraient forcément livrés à eux-mêmes* » et auraient à juger des faits qui « *ne se passent pas à la clarté du jour : ils sont obscurs, incertains, contestés, difficiles*

[139] CIBRIE P. *L'Ordre des médecins*. Paris : Laboratoires Midy ; 1935. p. 19.

[140] *La Gazette médicale de Paris : journal de médecine et des sciences accessoires*. - 1847, série 3, n° 02 p. 548 [en ligne]. [cité le 9 juillet 2016]. Disponible sur http://www.biusante.parisdescartes.fr/histoire/medica/resultats/?p=550&cote=90182x1847x02&do=page.

à établir »[141]. Faute d'arguments concrets, on notera le recours à de remarquables figures de style au service de la rhétorique comme l'antithèse et la répétition. Les médecins vont d'ailleurs qualifier le projet de politique et lui reprocher de chercher à enchaîner une profession, jugée de grande influence sur la société. Les conseils ont encore la charge de dresser la liste des praticiens autorisés à exercer la médecine dans le département, mais il n'est plus fait mention de maintien de la dignité professionnelle. Nommés par le ministre de l'Instruction publique et non plus élus - rappelons-nous les avocats en 1810 - , les conseils médicaux deviennent des exécutants dociles, outils statistiques, plus au service de l'administration qu'à celui de la profession. On est bien loin des vœux formulés par le congrès de 1845. Mais, ce texte sur lequel les médecins font part de leurs critiques et de leur déception ne sera jamais mis en œuvre. Voté par la Chambre des Pairs au palais du Luxembourg en juin 1847, la Révolution de février 1848 en empêche le vote par la chambre des députés et reporte à une date inconnue la création des conseils de médecins. Si les conseils médicaux sont considérés comme les ébauches des Ordres médicaux, c'est l'esprit souhaité par le congrès de novembre 1845 et non celui de la loi jamais promulguée de Salvandy qui s'en approche le plus. Même avorté, ce texte et son élaboration auront eu comme conséquences de renforcer une posture forte, qui marquera les discussions futures. L'organisation de la profession doit être voulue par ses membres et mise en place par eux. Entre 1847 et 1935, le projet d'un Ordre des médecins est au centre de nombreuses réflexions. Des syndicats médicaux, nouvellement créés, à l'Académie de médecine, en passant par les avocats, tous vont se positionner sur cette question devenue incontournable.

Suite aux vœux formulés par le congrès de 1845, les publications se multiplient, souvent favorables, parfois critiques. Revenons, sans être exhaustif, sur quelques annonces

---

141 SALVANDY N. A. *Projet de loi sur l'enseignement et l'exercice de la médecine et de la pharmacie, avec l'exposé des motifs*. Paris : V. Masson ; 1847. p. 23.

qui mettent en lumière l'engagement et l'intérêt que suscite le sujet.

25 novembre 1895 : L'Union des syndicats médicaux, réunie en assemblée générale, se prononce à l'unanimité en faveur de la création d'un « Ordre »[142].

1898 : Le ministre de l'Intérieur Louis Barthou (1862-1934) expose, aux représentants de l'Union des syndicats médicaux, une proposition de loi visant à créer *un conseil de l'Ordre des médecins*[143].

24 juin 1923 : Le professeur de médecine de Bordeaux Henri Verger évoque, pour la première fois, lors d'une conférence, une base législative de l'Ordre.

1929 : Le ministre du Travail Louis Loucheur (1872-1931) expose au conseil des ministres un projet de loi sur l'Ordre des médecins. L'idée est reçue, de la part du gouvernement, avec une complète approbation[144].

Juin 1929 : L'Assemblée générale de la Confédération des syndicats médicaux français (la Confédération des syndicats médicaux français naît de la fusion, en 1928, de l'Union des syndicats médicaux de France et de la Fédération nationale des syndicats médicaux[145]) se déclare partisane de la création d'un Ordre des médecins. Elle établit un texte de 10 articles dont le premier énonce : « *Les médecins exerçant sur le territoire français forment, dans le département où ils résident, un Ordre des médecins* ». Et le quatrième de dire : *« Nul ne peut exercer la médecine s'il ne figure au tableau de l'Ordre »*[146]. Ce projet comporte également un « règlement de déontologie ».

9 avril 1929 : Le professeur de médecine Victor Balthazard (1872-1950) propose, dans son exposé devant l'Académie de médecine, que celle-ci adopte le vœu « *de soumettre aussi rapidement que possible, au vote du Parlement, la création de*

---

[142] POUILLARD J. *L'Ordre des médecins*. Paris : Glyphe ; 2011. p. 32.
[143] *Ibid.*, p. 33.
[144] CIBRIE P. *L'Ordre des médecins.*, *op. cit.*, pp. 38, 39.
[145] *Ibid.*, p. 38.
[146] CIBRIE P. *L'Ordre des médecins.*, *op. cit.*, pp. 39, 40.

l'Ordre des Médecins, chargé de faire respecter le code de déontologie[147] ».

11 juin 1929 : L'Académie de médecine se déclare pour la création de Chambres médicales régionales dont le rôle serait de prévenir et réprimer les défaillances individuelles, et insiste surtout sur la nécessaire promotion de la déontologie médicale. En 1929, la vénérable assemblée est donc d'accord sur le principe de la création d'un Ordre. Le fervent exposé que lui a présenté, le 9 avril, le professeur Victor Balthazard, alors président de la Confédération des syndicats médicaux français, a eu une importance non négligeable dans cette prise de position. Il deviendra d'ailleurs président de l'Académie de médecine en 1943.

1930 : Julien Bonnecase, professeur à la Faculté de droit de l'université de Bordeaux, publie le livre *Pour un Conseil de l'Ordre des médecins*.

10 février 1930 : La Société de médecine légale adopte le principe de la création d'un Ordre des médecins à l'unanimité, moins une abstention, et discute, avec force conviction, le texte présenté par Félix Liouville (1859-1947), avocat à la Cour et ancien député. Ce texte, qui prend le nom de « Projet Liouville », modifie la loi du 30 novembre 1892. Il en complète les articles 1 et 16, et y ajoute un titre VII intitulé « Ordre des médecins ». Ainsi, à l'article 1 de la loi de 1892 qui énonce : « *Nul ne peut exercer la médecine en France s'il n'est muni d'un diplôme de docteur en médecine (...)* », on ajoute : « *Et s'il n'est inscrit à l'un des Ordres des médecins* ». Le terme d'« Ordre » est définitivement préféré au terme de « collège »[148]. La question de la juridiction d'appel traitée dans l'article 40 est particulièrement animée. Pour cause, l'assemblée discutant du projet est composée de médecins, mais également d'avocats. Nous reviendrons sur leurs positions.

C'est en 1884, près d'un siècle après leur interdiction, qu'une loi rétablit officiellement les syndicats. Pour les professions médicales, il faut attendre 1892 et la grande loi de Paul

---

147 *Ibid.*, p. 50.
148 CIBRIE P. *L'Ordre des médecins.*, *op. cit.*, p. 54.

Brouardel sur l'exercice de la médecine. L'article 13 stipule que : « *les médecins, chirurgiens-dentistes et sages-femmes jouiront du droit de se constituer en associations syndicales, dans les conditions de la loi du 21 mars 1884, pour la défense de leurs intérêts professionnels* ». Il leur reconnaît une existence légale[149].

Cette liberté retrouvée, l'émulation au sein des syndicats va croissante, tout comme le champ de leurs réflexions. Ainsi, quand émerge l'idée d'un Ordre des médecins, deux positions se dégagent. D'un côté, on soutient qu'il n'y a nul besoin d'un Ordre. Il suffit d'en confier les prérogatives aux syndicats, tout en rendant l'inscription à ces derniers obligatoire ou en étendant l'autorité de leurs conseils de famille à l'exercice entier de la médecine[150]. De l'autre, on milite pour la création d'un Ordre universel, obligatoire, à côté duquel les syndicats demeureraient avec pour mission centrale la défense de la profession, là où l'Ordre aurait, lui, principalement un rôle disciplinaire. En effet, si les syndicats ont obtenu des succès dans la défense des intérêts des médecins - économiques par exemple -, les résultats ont été bien plus décevants en ce qui concerne la gestion des abus, incorrections et autres mauvais comportements. Face à la détermination du ministre du Travail et des Pouvoirs publics à voir aboutir la création d'un Ordre des médecins, les syndicats adaptent rapidement leurs positions afin de rester étroitement associés au projet, invoquant une nouvelle fois que : « *Un Ordre établi sans nous l'eût été sans doute contre nous*[151] ». Ils se joignent donc à son élaboration, avec l'approbation du ministre. La toute jeune Confédération des syndicats médicaux français, née, on le rappelle, de la fusion, en 1928, de l'Union des syndicats médicaux et de la Fédération nationale des syndicats médicaux, déclare en décembre 1929 : « *Nous, syndicalistes, aurions préféré certainement voir s'instituer le*

---

[149] RIVIERE H. F., HELIE F., PONT P. J., WEISS A. *Codes français et lois usuelles*. Paris : Librairie générale de Droit et de Jurisprudence ; 1913. p. 806.
[150] RINUY. Les conseils de famille. *La Presse médicale*. 25 novembre 1931. p. 94. [en ligne]. [cité le 9 juillet 2016]. Disponible sur http://www.biusante.parisdescartes.fr/histoire/medica/resultats/index.php?p=1741&cote=100000x1931xartorig&do=page.
[151] CIBRIE P. *L'Ordre des médecins*., *op. cit.*, p. 38.

syndicat obligatoire et transformer simplement nos conseils de famille en chambres disciplinaires appelées à connaître des litiges ou des fautes professionnelles. » « *L'évolution des idées en France ne paraît pas suffisamment avancée pour permettre cette réalisation et l'esprit individualiste du médecin est encore un obstacle difficile à vaincre. Cette force légale, qui eût été donnée, dans cette hypothèse, aux syndicats médicaux, eût singulièrement facilité la tâche à laquelle on semble devoir s'atteler maintenant, et qui est la réalisation de l'Ordre des médecins*[152]. »

Revenons sur ces « conseils de famille ». Les lois du 5 avril 1928 et du 30 avril 1930, dites « lois sur les assurances sociales », instaurent, pour les salariés titulaires d'un contrat de travail, une assurance couvrant les risques maladie, maternité, invalidité, vieillesse et décès. Ces lois sont à l'origine de la protection sociale en France, ancêtre de la sécurité sociale que nous connaissons. Suite à ces lois, des conventions sont passées entre les caisses d'assurances et les syndicats. Les syndicats obtiennent la compétence de traiter les litiges entre leurs adhérents et les caisses d'assurances sociales, et de réprimer les abus. Ce sera au sein de « conseils de famille » que seront étudiées ces affaires. Ils s'articulent en trois juridictions : des conseils de famille départementaux, puis un conseil de famille national et, en dernier degré, une commission arbitrale du contrôle technique[153]. Les conseils de famille ont une dimension sociale, par le contrôle de l'activité des médecins. Ce contrôle leur est confié en application de l'article 7 de la loi du 30 avril 1930, dans le cas où il existe une convention entre les caisses d'assurances et les syndicats. Ils ont également une dimension morale, par la possibilité de prononcer des sanctions contre les praticiens affiliés, en cas de duperie, mésusage des assurances sociales, mais aussi en cas de conflits entre confrères. Les pénalités prononcées par les conseils peuvent aller de l'avertissement au blâme, jusqu'à l'interdiction temporaire d'exercer[154]. Ils sont, en résumé, les garants d'une certaine «

---

[152] *Ibid.*, p. 39.
[153] CIBRIE P. *L'Ordre des médecins*, *op. cit.*, p. 107.
[154] *Ibid.*, p. 16.

moralisation » de la profession. En revanche, et le problème est de taille, ils deviennent inopérants dès que le médecin n'appartient pas au syndicat[155]. Démunis face aux praticiens non syndiqués, les conseils de famille ne peuvent offrir, en définitive, une solution satisfaisante au problème central de la discipline professionnelle. Les syndicats, en pleine renaissance, grâce notamment à l'autorité de leurs conseils de famille, ont pu, un instant, être envisagés comme une alternative à la création d'un nouvel organe de gestion de la profession. Ceux-ci souffrent pourtant de ne pas disposer de moyens pour contraindre les praticiens à l'adhésion, ni même à la simple observation de règles communes. Enfin, le projet de confier les missions de l'Ordre aux syndicats existants ne remporte pas l'adhésion d'une majorité de médecins et de dirigeants politiques. Il est donc logiquement écarté.

Le 22 février 1933, Paul Boudin, docteur en droit, publie, dans le Concours médical n°8 bis, une critique sur le projet d'Ordre des médecins, que vient d'adopter la Chambre des députés. Il en souligne point par point les imprécisions. Au centre des désaccords, une nouvelle fois la juridiction d'appel. Boudin, et plus généralement les avocats, souhaitent qu'elle se tienne devant une Cour d'appel, juridiction de droit commun[156], c'est-à-dire devant des magistrats. Ils s'opposent aux médecins qui entendent faire partie du jury d'appel, au sein d'une commission supérieure d'appel, ce qui en ferait une juridiction spéciale. Le principal argument avancé est la lourde sanction d'interdiction définitive d'exercer la médecine qui pèserait sur l'accusé. Prononcée, par exemple, en cas de récidive de fautes mineures ou par un jury de praticiens à l'objectivité discutable, animé par des inimitiés personnelles, elle aurait des conséquences fort préjudiciables pour le concerné. Les médecins acceptent difficilement l'idée d'une telle ingérence et se considèrent seuls compétents pour juger de ce qui relève de la médecine. Ils défendent farouchement leur place dans le jury d'appel, ce qui leur vaut d'être comparés, par leurs opposants,

---

[155] PINCEMIN J., LAUGIER A. Les médecins. *Revue française de science politique*. 1959 ; 9 (4) : 881-900. p. 891.

[156] CIBRIE P. *L'Ordre des médecins.*, *op. cit.*, pp. 61, 87.

aux corporations de l'Ancien Régime. La IIIe République, surnommée la République des avocats, ne fait pas mentir son surnom au cours des débats sur la création d'un Ordre des médecins. Parmi les parlementaires qui expriment leur désapprobation, voire leur opposition, on retrouve bien souvent des avocats. Ceux-ci craignent principalement la possibilité que deux degrés de juridiction soient composés de médecins, moins compétents à traiter des affaires de droit. Il est amusant de noter que cette même question de l'appel titillait déjà la sensibilité du barreau, cent ans avant que l'Ordre des médecins ne relance la discussion.

Syndicats médicaux, puis Académie de médecine et Société de médecine légale ont donc développé et adopté le projet de la création d'un Ordre des médecins. C'est maintenant au tour des parlementaires de se pencher concrètement sur le sujet. Dès janvier 1932, la commission d'hygiène de la Chambre des députés est chargée d'étudier les propositions jointes des députés Xavier Vallat[157] (1891-1972) et François Lefebvre (1871-1956). Le rapporteur désigné est le député de la Manche Joseph Lecacheux (1880-1952), médecin de profession. C'est sur le texte de Félix Liouville, adopté par la Société de médecine légale, que se base principalement le travail de la commission. La commission d'hygiène propose un projet de loi à la Chambre des députés, qui le vote le 9 décembre 1932, sans discussion, en séance publique. Le Dr Félix Gadaud (1875-1973), médecin lui aussi, en devient le rapporteur devant la commission sénatoriale[158]. Le texte présenté aux sénateurs est très semblable dans la forme à celui que Liouville défend en février 1930 devant la Société de médecine légale. On retrouve la modification des articles 1 et 16 de la loi de 1892, et l'ajout d'un titre VII « *Ordre des médecins* ». Nous sommes en 1933. L'abondance des discussions accompagnant les articles traitant des condamnations et des juridictions, ainsi que la précision et

---

[157] Xavier Vallat, député de l'Ardèche de 1919 à 1924 et de 1928 à 1940, devient, par la suite, secrétaire général dans le gouvernement de Vichy, puis est nommé à la tête du Commissariat général aux questions juives en 1941. Le projet de l'Ordre se retrouve ainsi lié à un personnage bientôt associé à l'antisémitisme et au régime de Vichy.

[158] CIBRIE P. *L'Ordre des médecins.*, *op. cit.*, p. 65.

le soin apportés à leur rédaction indiquent que le projet d'un Ordre, dans les années 1930, est bel et bien motivé par la volonté des médecins de moraliser leur profession, et de garantir son honneur. Plus qu'un accompagnateur bienveillant, l'Ordre fait véritablement figure de garant de la morale. Le Dr Félix Gadaud, en séance publique, au palais du Luxembourg, devant les sénateurs, le 25 janvier 1934, résume bien cet état d'esprit. Il déclare : « *L'ordre professionnel est une institution qui permet légalement aux membres inscrits à son tableau de définir les règles morales de la profession, d'en maintenir le respect et de sanctionner au besoin par des mesures disciplinaires les manquements à ces règles*[159]. »

Le 14 février 1935, le Sénat adopte à son tour le texte après modification et le renvoie au palais Bourbon. Décembre 1935, le Dr Lecacheux s'en fait une nouvelle fois le rapporteur devant la Chambre des députés. Le vote tant attendu n'aura pas lieu… La question d'un Ordre étendu aux professions médicales encadrées par la loi Brouardel, c'est-à-dire les docteurs en médecine, les chirurgiens-dentistes et les sages-femmes, est évoquée par Paul Boudin, mais rapidement écartée. La proposition de Boudin a pourtant l'avantage de créer une cohérence entre les soignants ayant déjà en commun la législation de 1892. Il propose de continuer à respecter ce bloc professionnel, en rendant tous ces praticiens justiciables de la même juridiction disciplinaire. Les médecins, eux, ne montrent que peu d'enthousiasme pour ce qu'ils qualifient d'« Ordre des sanitaires ». L'idée est simplement remise à plus tard, après la mise en place de l'Ordre des médecins, dont on jugera si l'expérience concluante peut être élargie aux autres branches de la médecine[160]. Priorité à l'Ordre des médecins donc. Au vu des échanges animés que celui-ci suscite déjà, ne pas compliquer son élaboration semble justifié. Fruit de plus de 5 ans de réflexions et de débats, voté par les deux Chambres du Parlement, le projet ne sera jamais adopté définitivement.

Crises économiques et sociales, montée du fascisme en Europe, victoire du front populaire aux élections législatives de 1936…

---

[159] *Ibid.*, p. 74.
[160] CIBRIE P. *L'Ordre des médecins.*, *op. cit.*, pp. 96, 104.

L'agitation et les changements que connaît la France des années 1930 s'avèrent peu propices à l'aboutissement d'un projet comme celui précédemment détaillé. De plus, la machine législative, notablement encombrée, est tout aussi défavorable à une issue rapide. Par exemple, le bicamérisme de la IIIe République entraîne double discussion du texte, plusieurs allers-retours entre le palais Bourbon et le palais du Luxembourg et, dans le cas qui nous intéresse, une étude par deux commissions sénatoriales. Enfin, le renouvellement des députés tous les quatre ans condamne un texte de loi non finalisé à être réétudié, faisant perdre un temps considérable et reportant d'autant son aboutissement. Il est indéniable que le projet d'un Ordre des médecins, pourtant bien avancé, a souffert de tous ces revers. Tant et si bien que, quand éclate la guerre quatre ans plus tard, on ne peut que constater que la loi n'est toujours pas votée... Elaboré, abouti, mais oublié, le texte de 1935 a pourtant une importance historique et symbolique. Il permet de nuancer la création effective de l'Ordre cinq ans plus tard, dans des temps autrement troublés. L'Ordre des médecins ne peut être considéré comme une création originale du régime de Vichy, ni comme une entière progéniture du gouvernement de Pétain. Le projet de 1935 en est l'éclatant témoin.

Quand les armées d'Adolf Hitler envahissent la Pologne, la France et l'Angleterre, qui ont tant concédé pour préserver la paix, doivent se résoudre à déclarer la guerre à l'Allemagne, le 3 septembre 1939. S'en suit une phase d'observation, la drôle de guerre, avant que les divisions du IIIe Reich, victorieuses à l'Est, ne déferlent au printemps 1940 sur la Belgique et la France. La redoutable efficacité d'une armée motorisée utilisant une nouvelle technique de combat, la guerre éclair, la *Blitzkrieg*, dépasse rapidement les alliés. En cinq semaines, l'issue du conflit est dessinée. Paris est occupée par la Wehrmacht, le 14 juin 1940. Le 22 juin 1940, les représentants du gouvernement de Philippe Pétain, qui vient d'être constitué en pleine débâcle, signent l'armistice avec l'Allemagne[161]. La France, exsangue,

[161] BOUREL G., CHEVALLIER M., GUILLAUSSEAU A., JOUBERT G. *L'histoire de France des origines à nos jours*. Paris : Hatier ; 2015. pp. 334-336.

se tourne vers un homme providentiel pour administrer un pays abasourdi, un militaire pourtant âgé de 84 ans, le maréchal Philippe Pétain (1856-1951).

Le nouveau gouvernement s'établit à Vichy, ville thermale en dehors de la zone d'occupation allemande, dont la capacité hôtelière permet d'accueillir l'administration. Le 10 juillet 1940, l'Assemblée nationale (réunion de la Chambre des députés et du Sénat) vote l'attribution des pleins pouvoirs au maréchal. C'est la fin de la Troisième République qui, après 70 ans, laisse place à l'État français. Acceptant la défaite et considérant le Troisième Reich comme la puissance hégémonique du nouvel ordre européen, le gouvernement de Vichy fait le choix de la collaboration. Il ira plus loin, en promulguant de sa propre initiative, sans ordres directs établis, ni pressions avérées de l'occupant, certaines mesures antirépublicaines et antisémites[162]. Il en sera ainsi de la création de la milice[163], de la rédaction et de l'application des lois d'exclusions qui, dès 1940, stigmatisent, et frappent les responsables désignés de la défaite. Particulièrement visés : les communistes, les francs-maçons et les juifs. Ils sont les victimes de la « Révolution nationale », idéologie du régime voulant redresser un pays battu et abattu, par l'application de sa devise « Travail, Famille, Patrie ». Une production intensive[164] et la multiplication d'organismes aux pouvoirs réglementaires caractérisent l'entreprise législative de Vichy. « *Victoire d'une certaine technocratie amorale et apolitique* » comme l'écrit Dominique Rémy[165].

Dans le domaine de la médecine, la « Révolution » ne se fait pas attendre. Un mois après avoir pris ses fonctions, le 16 août 1940, le maréchal signe la première « loi concernant l'exercice

---

[162] MARRUS M., PAXTON R. *Vichy et les juifs*. Paris : Calmann-Lévy ; 2015. pp. 24, 33.

[163] Loi du 30 janvier 1943, publiée au *Journal Officiel* du 31 janvier 1943, p. 290.

[164] D'après Jean-Pierre Le Crom, Vichy aurait promulgué plus de 16 000 lois et décrets entre 1940 et 1944. DURAND B., LE CROM J.-P., SOMMA A. *Le droit sous Vichy*. Frankfurt am Main, Allemagne : V. Klostermann ; 2006. p. 464.

[165] RÉMY D. *Les lois de Vichy*. Paris : Romillat ; 1992. p. 17.

de la médecine » et décrète que « *Nul ne peut exercer la profession de médecin, de chirurgien-dentiste ou de pharmacien en France ou dans les colonies françaises, s'il ne possède la nationalité française à titre originaire comme étant né de père français*[166] ».

L'accès aux professions médicales est dorénavant limité aux citoyens français, nés de père français, et à ceux naturalisés avant 1927. La loi du 17 juillet 1940 a limité l'accès à la fonction publique selon ces mêmes conditions. Le 9 juillet 1940, le Dr Hollier, secrétaire du Syndicat médical de Seine-et-Oise[167], demande au maréchal Pétain : « *L'élimination des innombrables étrangers inassimilables qui, depuis quelques années, ont envahi la France et sont la raison dominante de l'abaissement de la moralité médicale*[168] ». La loi du 16 août est abrogée et remplacée par la loi du 22 novembre 1941[169]. L'article premier devient : « *Nul ne peut exercer la profession de médecin, de chirurgien-dentiste ou de pharmacien en France, s'il n'est Français et né de père français* ». Les mécanismes d'exclusion sont renforcés. La loi précise en outre les possibilités de dérogations comme les « *naturalisés pour services exceptionnels rendus à la France* ».

Un pays en crise - et la France de 1940 en vit une sans précédent - est un terrain particulièrement propice à l'expression des ressentiments. Dans l'épreuve, la vindicte s'abat invariablement contre l'étranger, bouc émissaire aisé d'une société en difficulté. Or, un « étranger » cristallise, depuis la fin du XIXe siècle, l'antipathie des peuples européens. Vu comme un apatride inassimilable, faisant passer ses intérêts personnels et communautaires avant ceux du pays, cet être caricaturé, cupide et sans scrupule, c'est « le Juif ».

---

[166] Loi du 16 août 1940, publiée au *Journal Officiel* du 19 août 1940, p. 4735.

[167] Le Dr Hollier est nommé vice-président de l'Ordre des médecins par le décret du 30 octobre 1940.

[168] DEVERS G. La médecine sous Vichy, étude de législation 1940-1944. *Droit, déontologie et soin.* 2008 ; 8 (2) : 134-160. p. 138.

[169] Loi du 22 novembre 1941, publiée au *Journal Officiel* du 29 novembre 1941, p. 5142.

Le régime de Vichy est à l'origine de l'entrée en vigueur de mesures antisémites, mais cette politique d'hostilité ne résulte pas exclusivement de l'envahissement du territoire par l'Allemagne nazie. À l'image de la France, le milieu médical connaît, dans les années 1920 et 1930, des bouleversements qui font naître inquiétudes et rancœurs. L'antisémitisme est bel et bien présent dans la société française au début du XXe siècle. Les exemples les plus connus sont probablement l'affaire Dreyfus (condamné en 1894, réhabilité en 1906), et les attaques que subit ouvertement Léon Blum (1872-1950) sur sa religion familiale, quand il devient président du Conseil des ministres en 1936.

Dans le milieu médical, la xénophobie et l'antisémitisme s'expriment en réaction à ce qui est qualifié de « pléthore médicale », c'est-à-dire l'augmentation du nombre de médecins par rapport à la population française. En effet, de 1900 à 1928, le nombre de médecins en France croît de 16 485 pour une population de 38 442 600 habitants à 28 389 pour 40 473 000 habitants, soit une proportion passant de 43 médecins pour 100 000 habitants en 1900, à 70 médecins pour 100 000 habitants en 1930[170]. Les raisons de cet accroissement sont bien entendu multiples, mais la plus avancée est l'arrivée d'étudiants étrangers qui, leurs études terminées, s'installent en France où la nationalité française n'est pas requise pour exercer la médecine[171]. C'est le cas pour beaucoup d'étudiants des pays de l'Est qui bénéficient du « privilège roumain ». Ce « privilège », issu d'un accord entre les deux pays[172], permet aux postulants, après trois années d'études dans leur pays d'origine, de venir terminer leur formation en France, et d'y soutenir leur thèse. Un nombre non négligeable de diplômés y demeurent par la suite. Le professeur Victor Balthazard, que nous avons vu défendre

[170] NAHUM H. *La médecine française et les Juifs 1930-1945*. Paris : L'Harmattan ; 2006. pp. 63-64.

[171] La nationalité française ne devient obligatoire pour l'exercice de la médecine et de la chirurgie-dentaire en France qu'après la loi Armbruster promulguée en avril 1933.

[172] Il s'agit d'un accord entre le Second Empire et le prince de Valachie, principauté qui, par son union avec la Moldavie en 1859, sera à l'origine de la Roumanie.

avec verve la création d'un Ordre des médecins, est tout aussi investi dans la défense des intérêts des médecins français, face à cette nouvelle configuration. Il résume ainsi la situation : « *Les étrangers qui veulent s'installer en France sont indésirables parce qu'ils constituent à eux seuls la cause de la pléthore médicale professionnelle. Sans l'afflux d'étrangers postulant pour le diplôme d'État, la pléthore médicale serait inexistante*[173] ». Soulignons, pour finir d'illustrer cet état d'esprit, que le même Victor Balthazard préside en 1939 le jury pour la thèse de médecine de Jacques Boudard, au titre aussi explicite qu'atypique : « *De l'envahissement du corps médical français par certains éléments « nés » en Pologne et en Roumanie*[174] ». Beaucoup de ces « éléments », futurs médecins, venus des pays de l'Est sont par ailleurs de religion juive. Il est plus rassurant de penser que les mesures prises par l'État français contre les médecins d'origine étrangère et les médecins juifs l'ont été sous la contrainte de l'occupant allemand. Le fait est que celles-ci sont envisagées et réclamées depuis plusieurs années par une partie du monde médical et de ses représentants.

La xénophobie et l'antisémitisme latents trouvent un écho tout particulier quand le gouvernement de Vichy entreprend de redresser le pays. Dans ce contexte, la mise en œuvre de l'élimination de « l'influence juive » dans la médecine et dans la société française peut compter sur la virulence des sympathisants, mais également sur le silence des indifférents. La discrimination appliquée au milieu médical résulte de deux textes généraux, les lois du 3 octobre 1940 et du 2 juin 1941 dites « statut des juifs ». La loi du 3 octobre 1940[175] « portant statut des juifs », aussi désignée comme « premier statut des juifs », donne tout d'abord une définition légale de qui est juif et de qui ne l'est pas, selon l'État français. Elle précise ensuite les professions interdites aux personnes répondant à ces critères arbitraires ou soumises à des quotas. Les praticiens juifs, hospitaliers et enseignants, de statut public, sont directement

[173] NAHUM H. *La médecine française et les Juifs 1930-1945.*, *op. cit.*, p. 64.
[174] *Ibid.*, p. 81.
[175] Loi du 3 octobre 1940, publiée au *Journal Officiel* du 18 octobre 1940, p. 5323.

exclus par l'article 2 qui stipule : « *L'accès et l'exercice des fonctions publiques et mandats énumérés ci-après sont interdits aux juifs* ». Les médecins comme les dentistes libéraux sont eux frappés par l'article 4 : « *L'accès et l'exercice des professions libérales, des professions libres,* (...) *sont permis aux juifs, à moins que des règlements d'administration publique n'aient fixé pour eux une proportion déterminée. Dans ce cas, les mêmes règlements détermineront les conditions dans lesquelles aura lieu l'élimination des juifs en surnombre* ». Le gouvernement confie cette tâche de recensement, puis de sélection des praticiens autorisés à poursuivre leur activité médicale, à l'Ordre des médecins, créé quatre jours après le premier statut, le 7 octobre. Bien entendu, les médecins juifs en sont d'ores et déjà exclus. Le premier alinéa de l'article 2 interdit en effet aux juifs l'accès à « *toutes juridictions d'ordre professionnel et toutes assemblées issues de l'élection* » et l'article 6 précise : « *En aucun cas, les juifs ne peuvent faire partie des organismes chargés de représenter les progressions visées aux articles 4 et 5 de la présente loi ou d'en assurer la discipline* ». En réalité, le bilan n'est pas tout à fait celui espéré. Le régime peine à mettre en place les mesures d'exclusion, ou du moins n'en obtient pas l'efficacité attendue. Ces mesures se concrétisent véritablement avec le « second statut[176] ». Semblable dans sa conception au premier texte, il est plus élaboré. Il corrige les failles du précédent, et le remplace le 2 juin 1941[177]. Cette seconde loi ferme encore un peu plus la porte aux praticiens juifs libéraux, en posant une interdiction de principe. Ainsi, l'article 4 devient : « *Les Juifs ne peuvent exercer une profession libérale* (...) *que dans les limites et les conditions qui seront fixées par décrets en Conseil d'État.* » Ce qui accable concrètement et durement les praticiens juifs libéraux, dans ce « second statut », c'est bien la série de décrets qui le complète. Ils instaurent, pour les différentes spécialités de la santé, un *numerus clausus* et précisent les modalités de son application. Ils sont publiés le 11

---

[176] DEVERS G. La médecine sous Vichy, étude de législation 1940-1944., *op. cit.*, p. 144.
[177] Loi du 2 juin 1941, publiée au *Journal Officiel* du 14 juin 1941, p. 2475.

août 1941 pour les médecins[178], le 26 décembre 1941 pour les sages-femmes et les pharmaciens, le 5 juin 1942 pour les chirurgiens-dentistes[179]. Le *numerus clausus* est une mesure demandée avec insistance par certains médecins et étudiants, dès les années 1930, pour lutter contre l'augmentation du nombre des praticiens étrangers. Les conséquences de sa mise en œuvre sont, sans doute, encore difficiles à percevoir.

- Le *numérus clausus* des médecins

Le *numerus clausus*, disposition principale du décret du 11 août 1941, « *réglementant en ce qui concerne les juifs la profession de médecin* », limite à 2 % le nombre de médecins juifs pouvant être inscrits au tableau de l'Ordre et donc habilités à exercer la médecine. En plus de ce faible pourcentage, tout est fait pour réduire encore le nombre de praticiens juifs autorisés à poursuivre leur activité. Ainsi, l'article premier précise que la proportion de 2 % est calculée sur l'effectif des médecins non juifs inscrits au tableau de l'Ordre et non par rapport au nombre total des médecins. Le calcul est également réalisé pour chacune des circonscriptions du Conseil de l'Ordre, c'est-à-dire pour chaque département et non pour l'ensemble du territoire. Toujours d'après le décret, le nombre de médecins juifs inscrits au tableau d'un département ne peut dépasser celui des médecins juifs exerçant dans ce département à la date du 25 juin 1940. Sont maintenus en priorité, fidèlement aux valeurs du maréchal, les demandeurs satisfaisant aux conditions énoncées dans la loi du 2 juin 1941, à savoir les anciens combattants, les décorés et victimes de la guerre. Les médecins juifs disposent d'un délai d'un mois pour se déclarer au conseil de l'Ordre de leur circonscription, faute de quoi ils seront radiés du tableau. L'Ordre est chargé de transmettre les déclarations qui lui sont faites, au médecin inspecteur de la Santé. Ce dernier dresse alors trois listes : une liste des médecins non juifs, une liste des médecins juifs, une liste des médecins juifs satisfaisant à l'une des conditions justifiant une dérogation - principalement les

---

[178] Décret du 11 août 1941, publié au *Journal Officiel* du 6 septembre 1941, p. 3787.

[179] Décret du 5 juin 1942, publié au *Journal Officiel* du 11 juin 1942, p. 2037.

anciens combattants. C'est enfin au Conseil de l'Ordre de désigner, parmi les médecins juifs ne bénéficiant pas d'une dérogation, ceux qui doivent cesser l'exercice de leur profession dans un délai de deux mois. Les décisions du Conseil départemental sont susceptibles d'appel devant le Conseil supérieur. L'appel n'est pas suspensif[180].

On peut ainsi le schématiser : le médecin inspecteur de la santé vérifie et agrée les candidatures ; l'Ordre tranche et notifie… C'est à lui que revient la tâche la plus cruelle : choisir parmi une liste de médecins ceux qui continueront à exercer ; aviser les autres de leur interdiction et veiller à ce que celle-ci soit bien appliquée. Un document émanant du Conseil de l'Ordre des médecins daté du 5 février 1942 décrit la pénible position dans laquelle il se retrouve : « *Établir une liste trop étendue expose à voir la Préfecture ou la Commission aux affaires juive à choisir arbitrairement sur une liste les médecins qui auront su gagner leur faveur. Etablir une liste trop courte est cruel*[181] ». L'Ordre ne semble d'ailleurs pas s'exécuter avec un zèle particulier, comme le précise le Commissariat général aux questions juives (CGQJ) en décembre 1941 : « *Nous notons que l'Ordre des médecins ne met aucun empressement à faire appliquer cette loi, pas plus qu'il ne prend des sanctions contre les médecins juifs qui continuent à exercer* ». Mais, n'oublions pas non plus que « *le Conseil de l'Ordre, (…) pris, il est vrai, dans l'« étau de Vichy », n'ait jamais cru devoir protester solennellement contre les persécutions à l'égard des médecins de confession israélite*[182] ». « *Dans le milieu médical, on ne trouve dans les archives aucune trace d'une protestation publique ni contre l'exclusion des médecins d'origine étrangère, ni contre le numerus clausus des médecins, ni contre celui des étudiants*[183] ».

---

180 Décret du 11 août 1941, publié au *Journal Officiel* du 6 septembre 1941, p. 3787.

181 MORGENSTERN H. *Documents pour servir à l'histoire des cabinets dentaires des juifs, chirurgiens-dentistes et stomatologistes, de Paris et de ses environs (1940-1945)*. Paris : J. Touzot libraire ; 1999. p. 239.

182 POUILLARD J. *L'Ordre des médecins.*, *op. cit.*, pp. 42-46.

183 NAHUM H. *La médecine française et les juifs.*, *op. cit.*, p. 361.

- Le *numerus clausus* des chirurgiens-dentistes

Le décret du 5 juin 1942 réglementant, en ce qui concerne les juifs, la profession dentaire est en tout point semblable à celui du 11 août 1941 des médecins. À tel point que l'on peut le décrire comme un « copier-coller », remplaçant simplement le terme « médecin(s) » par « chirurgien(s)-dentiste(s) ». Les différences notables sont que les déclarations doivent être adressées à la section dentaire du conseil de l'Ordre des médecins et que le choix des praticiens autorisés à poursuivre leur exercice, après vérification et établissement des listes par le médecin inspecteur de la santé, se fait par « une assemblée » constituée par la réunion du Conseil départemental de l'Ordre des médecins et de la section dentaire correspondante[184]. Citons seulement, pour rappel, l'article premier de ce texte : « *Vu la loi du 2 juin 1941 portant statut des juifs, et notamment son article 4 (sur l'accès à l'exercice des professions libérales) ; vu la loi du 17 novembre 1941 organisant l'exercice de la profession dentaire (...).* »

« *Art. 1er – Le nombre des personnes définies à l'article 1er de la loi du 2 juin 1941 (définies comme juives) admises à exercer la profession de chirurgien-dentiste ou de dentiste ne peut dépasser dans la circonscription de chaque Conseil de l'Ordre des médecins 2 % de l'effectif total des chirurgiens-dentistes et dentistes non juifs inscrits au tableau* »[185].

À travers ces décrets, l'objectif du gouvernement est clair : réduire drastiquement « l'influence juive » dans la médecine, même si cela entraîne la perte arbitraire de leur emploi, de leur moyen de subsistance, pour de nombreux praticiens. Seule solution pour poursuivre légalement leur activité : obtenir une dérogation. Or, les conditions d'admission, déjà très restreintes, ne tardent pas à s'alourdir considérablement par des enquêtes.

---

[184] Loi du 17 novembre 1941, publiée au *Journal Officiel* du 6 décembre 1941, p. 5271.

[185] Décret du 5 juin 1942, publié au *Journal Officiel* du 11 juin 1942, p. 2037.

- Le *numerus clausus* des étudiants

Un *numérus clausus* des étudiants juifs admis à s'inscrire dans les établissements d'enseignement supérieur est très tôt envisagé, avant même que n'entre en vigueur le décret d'août 1941. Le général Weygand expose ainsi cette nécessité dans une lettre adressée au maréchal en mai 1941, lettre à laquelle s'associe l'amiral Darlan, en la faisant suivre au Commissariat général aux questions juives : « *Il serait dangereux de laisser les jeunes juifs s'engager dans les voies qu'ils verraient se fermer devant eux, à un âge où il leur serait devenu difficile de chercher une orientation différente*[186] ». La précocité de cette mesure peut également s'expliquer par les demandes répétées qu'en font certains représentants étudiants, depuis les années 1930[187]. La loi du 21 juin 1941[188] limite à 3 % le nombre d'étudiants juifs admis à s'inscrire dans les établissements d'enseignement supérieur, donc en Faculté de médecine. Comme ce sera le cas pour les médecins et les chirurgiens-dentistes, le calcul du pourcentage se fait en réalité à partir du nombre d'étudiants non juifs - et non à partir du nombre total d'étudiants - inscrits pour la même année, en se basant sur l'année scolaire précédente. À la rentrée universitaire 1941-1942, tous les étudiants doivent remplir un questionnaire mentionnant leur nationalité, religion et race. Les orphelins de militaires morts pour la France, les décorés de la Légion d'honneur ou de la Médaille militaire, les fils ou filles de décorés, les postulants appartenant à des familles nombreuses ou présentant des titres scolaires particulièrement méritants… Autant de critères déterminant l'admission des étudiants juifs, repris ici selon l'ordre de priorité établi par Vichy, qui incarnent une véritable vitrine des valeurs du régime. Conformément à l'article 3 de la loi du 21 juin 1941, une commission désignée par le doyen de la faculté, ou le directeur de l'école, procède à l'examen des demandes au sein de chaque établissement. Rappelons que de nombreux étudiants bénéficieront de l'aide et

---

[186] MARRUS M., PAXTON R. *Vichy et les juifs*. Paris : Calmann-Lévy ; 2015, p. 183.

[187] NAHUM H. *La médecine française et les juifs.*, *op. cit.*, p. 183.

[188] Loi du 21 juin 1941, publiée au *Journal officiel* du 24 juin 1941, p. 2628.

de la bienveillance de leurs professeurs pour contourner ce *numerus clausus*[189]. Revenir sur ces mesures d'exclusion et le traitement réservé aux praticiens juifs est nécessaire pour apprécier le contexte dans lequel ont été promulguées les lois créant le Conseil de l'Ordre des médecins, puis sa section dentaire. D'autant plus qu'étudier l'histoire de l'Ordre des médecins, des dentistes, c'est étudier la législation, ce qui conduit entre 1940 et 1942, à s'intéresser aux deux grandes préoccupations du régime : l'exclusion des étrangers et des juifs.

C'est également nécessaire pour réfléchir au caractère extrême et exceptionnel, de la situation que les membres de l'Ordre ont été amenés à gérer, à sa création. L'Ordre des médecins demeure, encore aujourd'hui, intimement marqué par ce moment de son histoire. Cet héritage semble devoir continuer de le tourmenter, tant il est décemment impossible d'occulter, ou de revendiquer, un acte de naissance signé par le chef de l'État français. L'objectif de ce travail n'est pas de discuter du degré de paternité à accorder au régime de Vichy dans la création des ordres professionnels médicaux, encore moins de la constitutionnalité du régime et de la légalité des lois qu'il a promulguées. Nous nous en tiendrons aux textes publiés. L'origine de cet embarras est donc le texte de loi signé le 7 octobre 1940, paru au *Journal Officiel* du 26 octobre 1940 : « *Nous, Maréchal de France, chef de l'État français, Le conseil des ministres entendu,*

Décrétons :

Art. 1er. – Nul ne peut exercer la médecine s'il n'est habilité à cet effet par un conseil professionnel dit Conseil de l'ordre des médecins.

TITRE Ier. Section I. – Du conseil supérieur.

Art. 2. – Il est créé auprès du ministre, secrétaire d'État à l'intérieur, un conseil supérieur de l'ordre des médecins.

Art. 3. – Ce conseil est composé de douze docteurs en médecine, nommés par décret, parmi lesquels sera choisi le

[189] POUILLARD J. *L'Ordre des médecins.*, *op. cit.*, p. 42.

président de qui, en cas d'égalité de suffrages, la voix sera toujours prépondérante (...).

Art. 4. – Le conseil supérieur de l'ordre des médecins se réunit au moins une fois par trimestre.

Il maintient la discipline intérieure et générale de l'ordre.

Il assure le respect des lois et règlements qui le régissent.

Il a la garde de son honneur, de sa morale, de ses intérêts (...). »

« *Art. 8. – Dans chaque département, le conseil de l'ordre dresse un tableau public des personnes qui, remplissant les conditions imposées par les lois et règlements concernant l'exercice de la médecine, sont admises par lui à pratiquer leur art* »[190].

Ce texte dissout également les syndicats de médecins, par l'article 17 : « *Les médecins n'auront pas le droit de se regrouper en associations syndicales, régies par le livre III du Code du travail* ». L'institution ordinale devient alors le seul mode d'organisation collective de la profession. La même loi supprimant les syndicats, créant l'Ordre et le plaçant sous l'autorité du ministre secrétaire d'État à l'Intérieur, semble plus en faire un relais de l'autorité publique, ayant pour objet de contrôler la profession, que son défenseur indépendant. La loi du 7 octobre 1940, la première organisant l'Ordre des médecins à avoir été promulguée, est abrogée par l'article 60 de la loi n°794 du 10 septembre 1942 relative à l'Ordre des médecins et à l'organisation des professions médicale et dentaire. Par l'article premier, le Conseil de l'Ordre des médecins deviendra simplement l'Ordre.

Comme le stipule l'article 3 de la loi du 7 octobre, les douze docteurs en médecine qui composent le Conseil supérieur sont nommés par décret le 30 octobre 1940[191]. Le règlement intérieur du Conseil supérieur de l'Ordre, publié en août 1941, précise :

---

[190] Loi du 7 octobre 1940, publiée au *Journal Officiel* du 26 octobre 1940, p. 5430.

[191] Décret du 30 octobre 1940, publié au *Journal Officiel* du 31 octobre 1940, p. 5488.

« *Article premier. – L'Ordre des Médecins, constitué par l'ensemble des médecins habilités à exercer leur art sur le territoire de la France métropolitaine, est dirigé par le Conseil supérieur de l'Ordre siégeant à Paris. Il est composé de douze membres docteurs en médecine, lesquels sont momentanément désignés par décret*[192] ». Cette désignation « momentanée » traduit la pensée sous-jacente que des élections doivent être organisées à court terme, pour désigner les membres du Conseil supérieur. Ce dernier doit toutefois, en attendant, veiller à la composition des Conseils départementaux et guider leur mise en route. La première séance du Conseil supérieur se tient le 28 novembre 1940 sous la présidence de Serge Huard (1897-1944), secrétaire général à la Famille et à la Santé, mais également docteur en médecine. Au cours de cette première séance, il est déclaré que le Conseil aura à cœur « *de maintenir et d'élever la moralité de la profession*[193] ».

Les Conseils départementaux sont constitués de décembre 1940 à avril 1941[194]. Ils se composent de cinq à quinze membres, nommés par le ministre sur proposition du Conseil supérieur[195]. Les Conseils départementaux ont pour mission, en particulier, de dresser un tableau des membres de l'Ordre. Cette inscription, définie par les articles 34, 35 et 36 de la loi du 7 octobre 1940, devient une nouvelle condition, requise pour l'exercice de la médecine. La loi du 26 mai 1941 renforce cette obligation, en permettant de poursuivre pour exercice illégal tout médecin exerçant son art sans être inscrit au tableau. Comme le Conseil supérieur, les Conseils départementaux se dotent d'un règlement intérieur :

« *Article premier. – Les docteurs en médecine qui, remplissant les conditions légales et réglementaires, exercent la profession de médecin dans les limites du département relèvent d'un Conseil départemental de l'Ordre. Le Président et les membres de ce Conseil sont désignés momentanément par décret du*

---

[192] ORDRE NATIONAL DES MÉDECINS. *Bulletin de l'Ordre des Médecins.* Paris : Masson ; 1941-1943. n°3 – août 1941, p. 125.
[193] NAHUM H. *La médecine française et les juifs., op. cit.*, p. 151.
[194] *Ibid.*, p. 151.
[195] POUILLARD J. *L'Ordre des médecins., op. cit.*, p. 40.

Ministre, Secrétaire d'Etat à l'Intérieur, sur la proposition du Conseil supérieur de l'Ordre, parmi les docteurs en médecine désignés ci-dessus. »

« *Art.4. – Dans les limites du département, Le Conseil de l'Ordre possède notamment les attributions suivantes :*

Maintenir la discipline intérieure de l'Ordre, les règles d'honneur et de morale de la profession médicale ;

Assurer le respect des lois et règlements qui régissent l'Ordre et l'exercice de la profession ;

Procéder à la rédaction du Tableau de l'Ordre et le tenir à jour (...). »[196]

Le Conseil départemental se réunit en conseil disciplinaire. Il a compétence pour juger les praticiens inscrits à son tableau pour les infractions aux règles, aux usages et à la morale professionnelle. Il dispose pour cela d'un code de déontologie qui vient d'être rédigé. Il est également amené à juger les conflits entre médecins et les infractions aux lois sociales. Les peines prévues sont graduées, mais se limitent à quatre : blâme, avertissement, suspension, interdiction d'exercer. Un praticien condamné par le Conseil départemental en première instance a la possibilité de faire appel. L'appel se fait devant le Conseil supérieur qui statue donc en second degré. Les peines sont identiques, la plus lourde étant l'« *interdiction pour toujours du droit d'exercer avec radiation du tableau* » d'après l'article 23 du règlement[197]. Les décisions rendues en appel par le Conseil supérieur sont soumises à recours devant le Conseil d'État[198]. Il s'agit d'un recours en cassation[199]. Cette voie est toujours d'actualité de nos jours.

L'entraide confraternelle est dès le début mise en avant, d'autant plus que la guerre impose ses problèmes particuliers : gestion de l'aide à apporter aux médecins prisonniers, sinistrés,

---

[196] *Bulletin de l'Ordre des Médecins* n°3 – août 1941, pp. 132-133.
[197] *Bulletin de l'Ordre des Médecins* n°3 – août 1941, pp. 128-130.
[198] DEVERS G. La médecine sous Vichy, étude de législation 1940-1944., *op. cit.*, p. 156.
[199] Rappelons qu'en cassation, on juge du droit, c'est-à-dire de la correcte application de la loi, et non du fait.

déplacés et privés de leur foyer. Il appartient à l'Ordre de coordonner les œuvres d'assistance comme l'organisation du service médical dans les camps de prisonniers ou la mise en place, au niveau départemental, d'une souscription pour les confrères dans le besoin, la « *souscription en faveur des médecins sans foyer*[200] ». Les affaires plus générales ne sont pas en reste. L'Ordre entame le recensement des médecins, la règlementation des titres, des spécialités et des contrats types. Il se penche sur l'accompagnement à l'installation des jeunes praticiens et, à l'autre bout, lance le projet de caisses de retraite. Il réfléchit plus généralement au développement de la prévoyance dans la profession[201]. Il entreprend également l'élaboration d'un code de déontologie. Une première version est publiée dans le premier numéro du Bulletin de l'Ordre des médecins daté d'avril 1941. Ce périodique, dont 6 à 12 numéros par an sont prévus, doit permettre à l'Ordre d'informer ses membres. Textes de loi, règlements, bilans financiers, bilans des actions, rapports de commissions départementales, informations diverses, le Bulletin devient l'outil de communication de l'Ordre et une référence précieuse pour suivre son évolution. Dès le bulletin n°2 de juin 1941, on apprend que chaque Conseil départemental peut nommer des commissions pour traiter de questions particulières. Ces organes d'étude rédigent des rapports sur des sujets d'un intérêt spécifique, des problèmes rencontrés, des projets envisagés, qu'on peut bien sûr publier (dans le Bulletin). Citons le cas du Conseil de la Gironde[202] qui, en juin 1941, a déjà nommé :

- Une commission juridique ;
- Une commission des installations ;
- Une commission des médecins étrangers ;
- Des commissions de contrôle pour les assurances sociales, les accidents de travail, les soins aux victimes de la guerre.

On constate que la question des médecins étrangers, et plus généralement de la nationalité, occupe toujours une place

---

[200] *Bulletin de l'Ordre des Médecins* n°2 – juin 1941, pp. 73-77.
[201] *Bulletin de l'Ordre des Médecins* n°3 – août 1941, p. 119.
[202] *Bulletin de l'Ordre des Médecins* n°2 – juin 1941, p. 102.

particulière. En témoigne le modèle de questionnaire à remplir en vue de l'inscription au tableau et pour la documentation de l'Ordre. Il est demandé aux médecins de préciser si la nationalité française est leur nationalité d'origine. Leur sont également demandées les nationalités de leur père, de leur mère et si ceux-ci ont été naturalisés[203]. L'échelon régional de l'Ordre prend, à ce moment, la forme d'une commission dont les membres sont désignés par leurs Conseils départementaux. Le rôle peu développé de cette commission régionale est principalement d'assurer la liaison et de faciliter le contact entre les Conseils départementaux d'une même région[204].

Les lois du 2 août 1941[205], puis du 26 novembre 1941[206], modifiant l'article 18 de la loi du 7 octobre 1940, prévoient de fixer une date à laquelle le Conseil supérieur de l'Ordre et les Conseils départementaux seront dissous et remplacés par des Conseils élus. Par décret du ministre secrétaire d'État à l'Intérieur, en date du 30 octobre 1940[207], René Leriche (1879-1955), professeur au Collège de France, est nommé président du Conseil supérieur de l'Ordre des médecins. Leriche, qui a déjà refusé cette proposition, mais également des postes ministériels, finit par céder devant l'insistance et les arguments du docteur Serge Huard[208], secrétaire général à la Famille et à la Santé. Les onze autres membres du Conseil supérieur sont, nous l'avons vu, nommés dans le même temps. Le 28 décembre 1942, justifiant son choix par le fait que les élections, pourtant prévues[209], tardent à se tenir, Leriche adresse au Secrétaire d'État sa lettre de démission[210]. Il refuse également, en désaccord avec le ministre semble-t-il[211], de se présenter aux

---

203 *Ibid.*, p. 111.
204 *Ibid.*, p. 87.
205 Loi du 2 août 1941, publiée au *Journal Officiel* du 3 août 1941, p. 3238.
206 Loi du 26 novembre 1941, publiée au *Journal Officiel* du 29 novembre 1941, p. 5143.
207 Décret du 30 octobre 1940, publié au *Journal Officiel* du 31 octobre 1940, pp. 5 487- 5 488.
208 LERICHE R. *Souvenirs de ma vie morte.* Paris : Le Seuil ; 1956, pp. 89-93.
209 Il fait référence aux articles 15, 16 et 56 de la loi du 10 septembre 1942.
210 *Bulletin de l'Ordre des Médecins* n°1 – janvier 1943, p. 1.
211 POUILLARD J. *L'Ordre des médecins.*, *op. cit.*, p. 45.

futures élections et donc de faire partie du nouveau Conseil de l'Ordre. En revanche, et bien que sa démission ait d'abord été acceptée, Leriche accède, bon gré mal gré, à la demande de Raymond Grasset, successeur de Serge Huard au poste de secrétaire d'État à la Famille et à la Santé, lui enjoignant d'assumer sa charge de président jusqu'à la constitution du Conseil national. Grasset assure que les élections en vue d'élire ce nouveau Conseil ne sauraient tarder[212]. Les deux premiers scrutins ont finalement lieu les 22 et 27 mai 1943. Le nouveau président est nommé par le ministre le 18 juillet 1943 à partir d'une liste de trois noms soumis à son choix, conformément aux dispositions de la loi du 10 septembre 1942[213]. C'est le professeur Louis Portes (1891-1950), gynécologue-obstétricien, professeur agrégé de la Faculté de médecine de Paris, qui est désigné. Il devient le premier président du Conseil national de l'Ordre issu d'élections. Il permet ainsi à René Leriche de quitter une fonction qu'il qualifie de « *lourde charge* » et d'un grand honneur « *imposé* »[214].

Le nouveau Conseil national tient sa première séance le jour de la désignation de son président, le 18 juillet 1943[215]. Notons que Louis Portes retrouvera sa fonction de président du Conseil national de 1946 à 1950.

La loi n°794 du 10 septembre 1942, relative à l'Ordre des médecins et à l'organisation des professions médicale, et dentaire, abroge, et remplace en application celle du 7 octobre 1940.

« *Art. 1er. – Il est institué un Ordre national groupant tous les médecins habilités à exercer leur art. L'Ordre a la garde de l'honneur, de la moralité et de la discipline de la profession médicale (...). Il accomplit sa mission par l'intermédiaire de conseils de collèges départementaux des médecins, de Conseils régionaux et d'un Conseil national de l'Ordre des médecins.* »

---

212 *Bulletin de l'Ordre des Médecins* n°1 – janvier 1943, p. 2.
213 *Bulletin de l'Ordre des Médecins* n°3 – septembre 1943, p. 73.
214 Lettre adressée à M. le Secrétaire d'État à la Santé, publiée dans le *Bulletin de l'Ordre des Médecins* n°1 de janvier 1943, p. 1.
215 *Bulletin de l'Ordre des Médecins* n°3 – septembre 1943, p. 73.

« *Art. 7. – Pour tout ce qui concerne l'honneur, la moralité et la discipline de la profession médicale, les médecins sont soumis à la juridiction des Conseils régionaux de l'Ordre, institués au siège de chaque région sanitaire (...)* »[216]. Le Conseil supérieur de l'Ordre des médecins devient le Conseil national de l'Ordre des médecins. Une structure à trois niveaux est mise en place avec :

- Un Ordre national ;
- des Conseils régionaux ;
- des collèges départementaux avec à leur tête un Conseil du collège.

Même si l'innovation est restrictive et provisoire, les membres du Conseil du collège d'un département sont maintenant élus par l'ensemble des médecins du département[217]. Le grand changement opéré par cette loi est la place importante qui est faite aux Conseils régionaux. Par l'article 8, ce sont eux qui ont maintenant la charge de dresser le tableau et qui, de fait, détiennent l'autorité pour juger, en première instance, des affaires disciplinaires impliquant ses inscrits. La majeure partie des prérogatives des anciens Conseils départementaux appartient maintenant aux Conseils régionaux. Les nouveaux collèges départementaux se contentent, notamment, de la gestion des organismes de solidarité et son Conseil établit la liste parmi laquelle le secrétaire d'État à la Santé choisira les membres du Conseil régional. Le Conseil du collège départemental peut toutefois, en vertu de l'article 5, se porter partie civile contre les personnes exerçant illégalement la médecine.

---

[216] Loi du 10 septembre 1942, publiée au *Journal Officiel* du 18 septembre 1942, pp. 3185-3186.

[217] POUILLARD J. *L'Ordre des médecins., op. cit.*, p. 44.

La section dentaire de l'Ordre des médecins

Alors que les médecins sont soumis à l'autorité de leur Ordre depuis octobre 1940, la condition des dentistes n'est toujours pas établie. Cela devient d'autant plus gênant que coexistent, dans l'exercice d'une même pratique, deux statuts différents : les docteurs en médecine et les chirurgiens-dentistes diplômés (loi de 1892).

En juillet 1941, le secrétaire général de la Santé estime nécessaire d'apporter des précisions sur le cas des médecins stomatologistes. Il annonce que les médecins stomatologistes exercent en vertu des droits que leur confère le diplôme de docteur en médecine et doivent donc être inscrits au tableau de l'Ordre des médecins, conformément à la loi du 7 octobre. Ils ne peuvent adhérer à un syndicat dentaire (article 17 de la loi du 7 octobre). Deux choix sont laissés aux praticiens simultanément titulaires des diplômes de docteur en médecine et de chirurgien-dentiste. Ils peuvent se placer dans le cas précité ou exercer au seul titre de chirurgien-dentiste, auquel cas ils ne peuvent déborder le cadre des pratiques permises aux chirurgiens-dentistes, et demeurent seulement soumis aux règles qui régissent cette profession. Ils ne sont alors pas inscrits au tableau de l'Ordre des médecins et peuvent adhérer à un syndicat dentaire[218]. Notons que cela indique qu'en juillet 1941, les syndicats dentaires, contrairement aux syndicats de médecins, ne sont pas encore dissous.

La loi du 26 mai 1941[219], modifiant les lois des 30 novembre 1892 et du 26 juillet 1935 sur l'exercice de la médecine et de l'art dentaire, déclare dans son article premier que nul ne peut exercer la médecine ou l'art dentaire en France, s'il n'est pas muni du diplôme d'État français de docteur en médecine ou de chirurgien-dentiste, s'il ne remplit pas les conditions de la loi du 6 août (sur la nationalité) et s'il n'est pas inscrit au tableau de

---

[218] *Bulletin de l'Ordre des Médecins* n°3 – août 1941, pp. 148 -149.

[219] Loi du 26 mai 1941, publiée au *Journal Officiel* du lundi 9 juin 1941, p. 2390.

l'Ordre des médecins institué par la loi du 7 octobre 1940. Cette loi rend donc l'inscription au tableau obligatoire pour les dentistes, au même titre que les médecins. Elle les place sous l'autorité de l'Ordre des médecins. Sont également instituées des dispositions pour sanctionner l'exercice illégal, dont l'exercice sans inscription à l'Ordre. Mais, deux mois plus tard, la loi du 31 juillet 1941 « *relative à l'application de l'article 1er de la loi du 26 mai 1941 aux chirurgiens-dentistes* » modifie à nouveau la situation :

« *Article premier. – Une loi ultérieure réglera les modalités selon lesquelles les dentistes seront inscrits au Tableau de l'Ordre des Médecins. Provisoirement et jusqu'à la publication de cette loi, les dentistes sont autorisés à exercer leur art sans être inscrits au dit Tableau*[220] ». Le sort des chirurgiens-dentistes sera finalement réglé rigoureusement six mois plus tard, en novembre 1941.

C'est par la loi n°4750 du 17 novembre 1941 « *organisant l'exercice de la profession dentaire* » qu'est créée la section dentaire de l'Ordre des médecins (Annexe 2). Le texte de loi, publié au *Journal Officiel*, est reproduit dans le *Bulletin de l'Ordre des médecins* de décembre 1941[221]. Il est accompagné du décret du 19 décembre 1941 nommant les six membres de la section dentaire du Conseil supérieur de l'Ordre des médecins.

« *Art. 1er. – Nul ne peut exercer la profession dentaire s'il n'est habilité à cet effet, dans les conditions prévues par la présente loi, par le Conseil de l'Ordre des médecins du département où il exerce* ».

« *Art. 2. – Il est créé auprès du Conseil supérieur de l'Ordre des médecins une section dentaire du Conseil supérieur de l'Ordre.* »

« *Art. 3. – Cette section est composée de six membres, médecins stomatologistes et chirurgiens-dentistes, parmi lesquels sera désigné le président* (...) »

---

[220] Loi du 31 juillet 1941, publiée au *Journal Officiel* du 3 août 1941, p. 3238.
[221] *Bulletin de l'Ordre des Médecins* n° 6 – décembre 1941.

« *Art. 5. – Il est établi, auprès de chaque Conseil départemental de l'Ordre des médecins, une section dentaire du Conseil de l'Ordre.* »

« *Art. 6. – Les membres de cette section, au nombre de trois à sept, sont nommés par le secrétaire d'Etat à la Famille et à la Santé, sur la proposition de l'assemblée constituée par la réunion du Conseil supérieur de l'Ordre des médecins et de sa section dentaire* (...). *Ils sont choisis parmi les médecins stomatologistes et les chirurgiens-dentistes qui exercent leur art dans le département*[222]. »

Le fonctionnement de la section dentaire, la nomination des membres, l'inscription au tableau, les juridictions et peines encourues sont repris sur la législation existante, encadrant les médecins. Il est aisé de voir, dans la loi du 17 novembre 1941, une application de la loi du 7 octobre 1940 faite aux dentistes. La grande différence est que la section dentaire, qu'elle soit nationale ou départementale, ne dispose, seule, d'aucun pouvoir. Les questions et les décisions ne peuvent être prises ou traitées que par une assemblée constituée du Conseil supérieur ou du Conseil départemental de l'Ordre des médecins auquel on adjoint la section dentaire correspondante. Il en va de même pour l'inscription au tableau qui est dressé et tenu par cette assemblée. Le Conseil supérieur de l'Ordre des médecins, composé de douze membres, n'aura, en cas d'avis contraire, pas beaucoup à s'encombrer des six voix des représentants des praticiens de l'art dentaire. L'inscription au tableau devient obligatoire pour exercer la profession dentaire. D'après l'article 21, exerce illégalement toute personne qui n'est inscrite ni au tableau des dentistes, ni au tableau des médecins. Précisons que les médecins « *entièrement spécialisés dans les maladies de la bouche et des dents* » doivent être inscrits au tableau de l'Ordre des médecins, suivant la loi du 7 octobre et ne relèvent que de sa juridiction. La loi abonde de ce genre de détails qui soulignent la posture subordonnée de la profession dentaire, ce qui aura notamment pour effet de nourrir l'hostilité que certains

[222] Loi du 17 novembre 1941, publiée au *Journal Officiel* du 6 décembre 1941, pp. 5270-5271.

éprouvent à l'encontre de ce texte. Les chirurgiens-dentistes lui font un accueil globalement défavorable[223].

Nous verrons qu'en pratique les médecins se désintéresseront volontiers des affaires de la section dentaire et que son président, soutenu par les partisans de l'indépendance, fera tout pour échapper à cette « tutelle ».

Les syndicats dentaires, quant à eux, sont dissous par la loi du 17 novembre 1941, dans les mêmes conditions que les syndicats médicaux l'ont été par la loi du 7 octobre. Nouvel exemple de la similitude entre les deux règlements. Les praticiens de la profession dentaire n'ont, eux aussi, désormais plus le droit de se grouper en associations syndicales. L'article 20 de la loi du 17 novembre 1941 transfère le patrimoine des syndicats aux sections dentaires départementales et à la section dentaire nationale. La loi précise qu'il sera dévolu aux organismes de coopération, de mutualité, d'assistance ou de retraite qui seront créés. Ce transfert est cohérent avec la vision du régime qui considère l'Ordre comme l'unique organisme de régulation de la profession et son seul interlocuteur. En toute logique, l'Ordre se voit confier certaines prérogatives et certaines missions qui relevaient jusqu'alors des syndicats. Le transfert du patrimoine suit en quelque sorte le transfert de compétences voulu par les instances dirigeantes. La Confédération nationale des syndicats dentaires (CNSD), fondée en 1935, devient ainsi le principal syndicat dentaire au cours des années 1930. Présidée par M. Billoret en 1941, elle est dissoute par la loi de novembre 1941.

Dans les années 1920-1930, quand on discutait encore de l'éventualité de confier les prérogatives du projet d'Ordre médical aux syndicats, on ne pouvait se douter que les choses prendraient à ce point le chemin inverse. Le message que le président du Conseil supérieur de l'Ordre, René Leriche, adresse aux présidents des Ordres départementaux illustre ce retournement de situation : « *L'Ordre départemental devra se procurer un local pour y établir son siège social, - soit en*

---

[223] MARANDAS J. *L'Ordre des chirurgiens-dentistes* [Thèse de 3e cycle]. [Paris] : Université René Descartes. Faculté de chirurgie dentaire ; 1973, p. 37.

reprenant celui du syndicat préexistant, s'il convient, - soit en louant un autre local ». On lit également plus loin que : « *Le secrétaire d'État à la Famille et à la Santé prend toutes dispositions pour faire remplacer dans les lois sociales le mot « Syndicat » par ceux d'« Ordres médicaux »* »[224].

Par le décret du 19 décembre 1941[225], le Dr Chactas Hulin (1888-1977) de Paris est nommé président de la section dentaire du Conseil supérieur de l'Ordre des médecins (SDCSOM). Les cinq autres membres de la SDCSOM, les Drs Beliard, Billoret, Dubreuil, Rachet et le Pr Viallier, sont nommés par ce même décret. Sur les six membres, deux ont le double titre de docteur en médecine et de chirurgien-dentiste (Hulin et Rachet), deux sont chirurgiens-dentistes (Billoret et Dubreuil) et deux sont médecins (Beliard est docteur en médecine, stomatologiste et Viallier est professeur de clinique odonto-stomatologique à la Faculté de médecine de Lyon). La section dentaire n'est pas représentative d'une profession qui compte plus de 8 000 chirurgiens-dentistes[226] et pas 700 stomatologistes, comme le fait remarquer Maurice Corniou, membre de la section dentaire du Conseil de l'Ordre des médecins de la Seine, en 1942[227]. Le choix de cette composition s'explique en partie par la situation de la France en 1941. Elle est divisée en deux zones qui communiquent très difficilement. Le Conseil de l'Ordre des médecins se trouve à Paris, capitale administrative. Le gouvernement, quant à lui, se trouve à Vichy, capitale politique. Or, il est notoirement établi que les conseillers de Vichy sont des médecins stomatologistes. Leur influence dans l'élaboration des textes de loi est majeure. En dépit de la tendance des conseillers, les voix des Drs Hulin et Rachet, odontologistes convaincus, défendant l'autonomie des dentistes vis-à-vis de la

---

[224] *Bulletin de l'Ordre des Médecins* n°1 – avril 1941, pp. 56-57.

[225] Décret du 19 décembre 1941, publié au *Journal Officiel* du 26 décembre 1941, p. 5550.

[226] Le président Hulin annonce dans le Bulletin de la section dentaire du Conseil national de l'Ordre des médecins n°s 10-11-12 de février-mars-avril 1944, page 214 : « *Le nombre de chirurgiens-dentistes, hommes et femmes, inscrits régulièrement au Tableau de l'Ordre en France s'élève à 7 226.* »

[227] CORNIOU M. Organisation de la profession dentaire. *L'Information Dentaire*. 11 janvier 1942 ; (1-2) : 9-11.

tutelle des médecins, deviennent vite prépondérantes au sein de la section dentaire[228]. Ils appuient la nomination de confrères partageant leurs positions à la tête des sections départementales, au début de l'année 1942. Nous verrons que les positions politiques et la législation, cette même année, n'accompagneront guère les espoirs d'indépendance nourris par les dentistes.

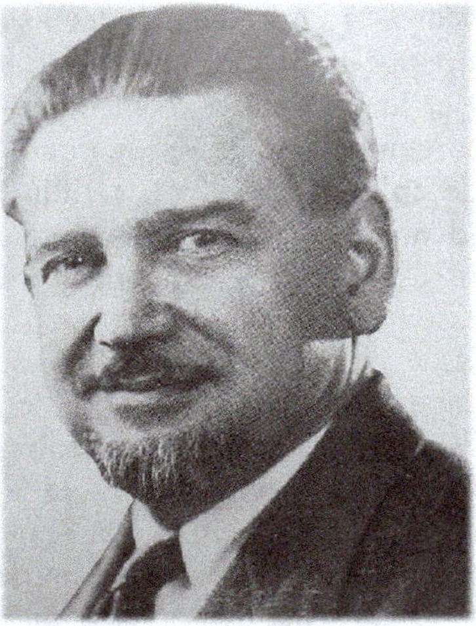

Le Dr Chactas Hulin (1888-1977) (source: d'après l'Ordre national des chirurgiens-dentistes, Bulletin Officiel du Conseil national, 4e trimestre 1977).

L'itinéraire, tel qu'il est rapporté par Jacques Marandas en 1973[229], de celui qui demeure comme le premier président de la section dentaire et de l'Ordre des chirurgiens-dentistes, est digne d'un roman. Chactas Hulin est né à Reims le 18 décembre 1888. Il monte seul à Paris à l'âge de 14 ans et trouve une place de commis chez un pâtissier. Il poursuit l'apprentissage des métiers de cuisine, évoluant en tant que commis-rôtisseur, puis en tant que premier commis-saucier, tout en préparant, et en obtenant les diplômes d'herboriste, puis de masseur à l'École de kinésithérapie, et massothérapie de Paris. C'est en fréquentant cette école qu'il fait une rencontre déterminante, celle d'un

---

[228] MARANDAS J. *L'Ordre des chirurgiens-dentistes.*, *op. cit.*, pp. 43-44.
[229] *Ibid.*, pp. 39-42.

mécanicien en prothèse dentaire, un certain M. Chazal. Un pacte est conclu entre les deux hommes : Hulin lui enseigne la kinésithérapie, Chazal lui transmet les secrets de la prothèse dentaire. Devant l'habileté de cet élève, son professeur le pousse à entreprendre des études dentaires. Hulin obtient finalement le diplôme de chirurgien-dentiste de la Faculté de médecine de Paris, en juillet 1921. Il poursuit insatiablement ses études. Elles le conduisent au baccalauréat en 1935, puis au doctorat en médecine, le 18 juillet 1941. Il ne nous est malheureusement pas possible de détailler plus le parcours rocambolesque de Chactas Hulin. Ce très bref résumé peut cependant permettre d'éclairer le choix du Dr Hulin comme président de la section dentaire du Conseil supérieur de l'Ordre des médecins, au moment de sa création.

L'Ordre des médecins existe depuis plus d'un an, sa section dentaire, depuis à peine deux mois. C'est à ce moment qu'a lieu le discours de Serge Huard, secrétaire d'État à la Famille et à la Santé. Ce document est intéressant par sa double position. Chronologique d'abord, il se situe après les lois du 7 octobre 1940 et du 17 novembre 1941, mais avant celle du 10 septembre 1942. Politique ensuite, il précise les desseins des deux premières lois et augure de celle à venir. Huard le tient devant la réunion des présidents et secrétaires généraux des Conseils départementaux de la zone occupée à Paris, dimanche 25 janvier 1942 : « *Une loi toute récente organise également la profession dentaire. Face aux odonto-stomatologistes, médecins appartenant à votre Ordre, en suivant les disciplines, et à leurs concurrents chirurgiens-dentistes ayant une naturelle tendance à empiéter parfois sur la chirurgie maxillo-faciale, il était naturel de grouper tous les praticiens de l'art dentaire à côté de l'Ordre des Médecins. Un Tableau annexe de l'Ordre départemental inscrira tous les chirurgiens-dentistes habilités à exercer leur art et une section dentaire du Conseil départemental de l'Ordre régira, en union avec vos propres Conseils, les destinées de la profession. Au Conseil supérieur, il est de même adjoint une section dentaire. J'y ai fait figurer, à égalité, les trois tendances qui s'affrontent. Nous y trouverons deux odonto-stomatologistes, deux chirurgiens-dentistes, docteurs en médecine, deux chirurgiens-dentistes. Un de leurs rôles principaux sera, après l'organisation corporative, de chercher la meilleure formule d'enseignement qui devra être ultérieurement donnée aux futurs praticiens de l'art dentaire, et de la proposer aux Pouvoirs publics*[230]. »

Le discours du secrétaire d'État traduit explicitement l'état d'esprit d'une partie du monde médical. Il introduit, d'une certaine manière, le futur texte de loi qui sera signé par le successeur de Huard, Raymond Grasset.

La loi du 10 septembre 1942, « *relative à l'ordre des médecins et à l'organisation des professions médicale et dentaire* », abroge et remplace en application celle du 17 novembre 1941, pour ce qui concerne la profession dentaire.

« *Art. 19. – Tous les praticiens de la profession dentaire habilités à exercer leur art sont groupés au sein de l'Ordre national des médecins dans les conditions définies ci-après* ».

« *Art. 20. – Dans chaque département, les praticiens de la profession dentaire admis à pratiquer leur art forment le collège départemental des praticiens de la profession dentaire qui groupe les médecins stomatologistes et les chirurgiens-dentistes, et assimilés* ».

« *Art. 28. – La section dentaire du Conseil national de l'Ordre des médecins exerce, en ce qui concerne la profession dentaire, des attributions identiques à celles reconnues au Conseil national de l'Ordre des médecins (...)* »[231].

Amélioration notable par rapport à la loi de novembre 1941, la loi de septembre 1942 apporte à la profession une plus grande autonomie matérielle et financière. Mais, par d'autres aspects, l'indépendance effective semble encore lointaine. Par l'article 21, un médecin stomatologiste est automatiquement présent dans le Conseil du collège d'un département. Il est précisé que « *s'il n'existe dans le département qu'un seul médecin stomatologiste, celui-ci est de droit membre du conseil* ». Le contrôle que les médecins entendent garder sur le

[230] *Bulletin de l'Ordre des Médecins* n°1 – janvier 1942, p. 23.
[231] Loi du 10 septembre 1942, publiée au *Journal Officiel* du 18 septembre 1942, pp. 3186-3187.

fonctionnement de la profession dentaire frôle ici la provocation. Si, encore une fois, en pratique, cette voix n'est pas déterminante, elle témoigne bien d'un certain état d'esprit. Au niveau régional, la tutelle est totale. Il n'existe pas de section dentaire. Le Conseil régional de l'Ordre des médecins est uniquement complété, pour traiter des affaires dentaires, de quatre praticiens « *de la profession dentaire* », dont un doit avoir qualité de docteur en médecine. En vertu de l'article 34, c'est le Conseil régional de l'Ordre des médecins qui dresse le tableau des chirurgiens-dentistes et a autorité pour sanctionner ses inscrits. Pour ce qui est de l'appel, la chambre de discipline du Conseil national de l'Ordre des médecins est complétée par trois praticiens de la profession dentaire, dont un docteur en médecine. Ils sont choisis parmi les membres de la section dentaire du Conseil national. Les chirurgiens-dentistes ne disposent donc pas de leur propre juridiction et sont totalement soumis à celle du Conseil régional ou national de l'Ordre des médecins… La capacité d'action des sections dentaires des Conseils national et départementaux, sur la profession dentaire elle-même, est considérablement réduite. Le président Hulin l'évoque en ces termes : « *Une liberté d'action non prévue par la loi, mais indispensable à la bonne marche*[232] ». Cette subordination est très mal vécue par une partie des chirurgiens-dentistes, dont beaucoup reprennent cet argument et rejettent cette loi.

Le 18 mars 1943, une ordonnance du secrétariat à la Justice, à l'Éducation nationale et à la Santé publique, « *relative à l'exercice de la Médecine et de l'Art dentaire, et à l'organisation des professions médicales et dentaires* » modifie l'inscription des chirurgiens-dentistes au Tableau de l'Ordre comme suit.

« *Art. 49. – Dans chaque département, il est établi un Tableau des praticiens de l'Art dentaire comprenant les chirurgiens-dentistes et les médecins inscrits au Tableau de l'Ordre des médecins qui justifient de l'exercice habituel de la profession dentaire.* » Il n'est donc plus question, comme le prescrivait

[232] MARANDAS J. *L'Ordre des chirurgiens-dentistes.*, *op. cit.*, p. 56.

l'article 36 de la loi du 10 septembre 1942, que ce soit le Conseil régional des médecins qui inscrive les chirurgiens-dentistes au tableau. Cela redevient du ressort des Conseils départementaux des médecins et des chirurgiens-dentistes réunis. Sur un même tableau, apparaissent les dentistes et les stomatologistes. Le contrôle des médecins demeure total[233].

Les premiers mois d'existence de la section dentaire du Conseil national de l'Ordre des médecins sont marqués par la recrudescence des dissensions qui opposent les chirurgiens-dentistes aux médecins stomatologistes. La nouvelle loi du 10 septembre 1942 a exacerbé les frustrations des dentistes vis-à-vis de la tutelle des médecins, mais là n'est pas le seul mécontentement. Hulin dénonce les travaux d'une commission ministérielle, la commission d'élaboration de la nomenclature des actes de stomatologie-odontologie des assurances sociales, créée en 1941, dans le but de réviser la nomenclature des actes professionnels. Dans cette nouvelle nomenclature, des actes comme l'extraction de la dent de sagesse incluse ne seraient plus remboursés qu'aux seuls docteurs en médecine et de fait retirés de la pratique du chirurgien-dentiste[234]. Ce projet est repris quelques mois plus tard dans le « *Vœu présenté à la Société de médecine légale tendant à restreindre la capacité professionnelle des chirurgiens-dentistes* [235] ». Hulin dénonce également l'exclusion des chirurgiens-dentistes des jurys d'examen pour le titre de chirurgien-dentiste et leur remplacement par des médecins stomatologistes à la Faculté de Paris[236]. Le président de la section dentaire déclare ne pas admettre que la profession « *soit traitée en parent pauvre* » et que les chirurgiens-dentistes ne puissent s'exprimer sur leur avenir professionnel [237]. Ce que le Dr Hulin décrit comme des tentatives des médecins stomatologistes visant à limiter les attributions et les capacités professionnelles des chirurgiens-

---

[233] MARDANDAS J. *L'Ordre des chirurgiens-dentistes., op. cit.*, pp. 65-66.
[234] SECTION DENTAIRE DU CONSEIL NATIONAL DE L'ORDRE DES MÉDECINS. *Bulletin de la section dentaire du Conseil national de l'Ordre des médecins.* Paris : R. Lépine ; 1943-1944. n°1 – avril 1943, p. 1.
[235] *Ibid.*, p. 4.
[236] *Ibid.*, p. 3.
[237] *Ibid.*, p. 1.

dentistes l'amènent à réagir et à affirmer haut, et fort sa position. Il le fait à maintes reprises, notamment dans le discours du Cinquantenaire prononcé le 28 novembre 1942, à la salle des Centraux à Paris[238]. Il y dénonce sans détour la « *tutelle de notre profession* », y exprime le souhait que la chirurgie dentaire soit enseignée dans une « *Faculté dentaire* » et propose, en corollaire, « *un doctorat en chirurgie dentaire* »[239]. Malgré le rassemblement des professions sous un Ordre commun, celui des médecins, l'entente entre chirurgiens-dentistes et médecins stomatologistes est pour le moins mise à mal. Les positions les plus extrêmes se font face. Certains médecins militant encore pour l'absorption des chirurgiens-dentistes se heurtent aux partisans de l'autonomie totale, comme le Dr Hulin qui, dès 1942, avance l'idée d'un doctorat en chirurgie dentaire.

Autre sujet de discorde : la répartition et la distribution par la section dentaire, aux médecins stomatologistes, de produits contingentés comme les dents minérales prothétiques. Certains médecins s'offusquent que cette responsabilité soit confiée aux dentistes. Une minorité, cinquante praticiens environ, ne veut pas payer la contribution demandée pour cet approvisionnement. « *Certains stomatologistes parisiens* (...) *n'ont pas consenti à verser directement aux sections dentaires une contribution qu'ils jugent trop élevée*[240] ». Resurgit, à travers la répartition du matériel, le fait que les stomatologistes revendiquent leur appartenance à l'Ordre des médecins. Ils refusent ainsi de traiter avec la section dentaire et de lui verser toute forme de cotisation.

Tout comme l'Ordre des médecins deux ans plus tôt, la section dentaire édite elle aussi son bulletin : le *Bulletin de la section dentaire du Conseil national de l'Ordre des médecins*. Le premier numéro est celui d'avril 1943. Le président Hulin le présente ainsi en introduction, dès la première page : « *La profession dentaire tout entière sera dorénavant tenue au*

---

[238] Il s'agit de commémorer les cinquante ans du diplôme de chirurgien-dentiste, créé en novembre 1892.

[239] *Ibid.*, p. 5.

[240] *Bulletin de la section dentaire* n°s 3-4 – juin-juillet 1943, p. 58.

courant de nos directives, de nos espoirs, et de nos réalisations par ce bulletin[241] ».

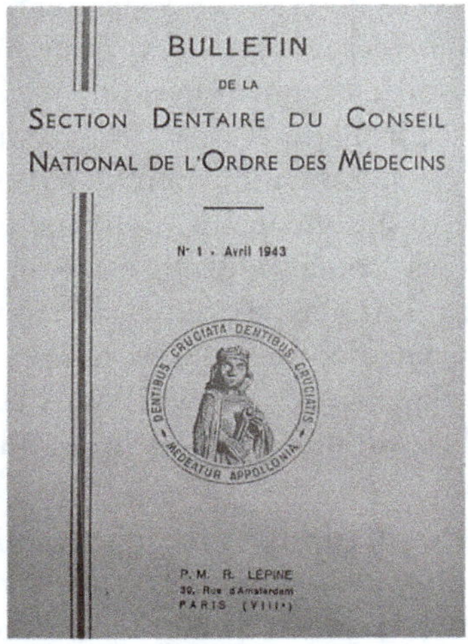

Couverture du premier Bulletin de la section dentaire du Conseil national de l'Ordre des médecins, daté d'avril 1943 (source : Bulletin de la section dentaire du Conseil national de l'Ordre des médecins. Paris : R. Lépine ; 1943).

La couverture du journal porte un cartouche dans lequel sainte Apolline est représentée tenant une pince enserrant une dent. La sainte est entourée de la formule latine « *Dentibus cruciata, Dentibus cruciatis, Medeatur Appollonia* » qui signifie « *Qu'Apolline martyrisée en ses dents soit secourable à ceux que leurs dents torturent* [242]». Sans surprise, les premiers projets développés par la section dentaire, dès sa création, sont très semblables à ceux des Conseils de l'Ordre des médecins. L'entraide et le secours aux prisonniers, aux sinistrés, ainsi qu'à leurs familles sont traités dans ce premier numéro. La relève des chirurgiens-dentistes prisonniers est une grande préoccupation. L'étude de la retraite, la rédaction d'un code de déontologie, d'un règlement intérieur, de contrats types sont avancées. La

[241] *Bulletin de la section dentaire* n° 1 – avril 1943, p. 1.
[242] *Bulletin de la section dentaire* nos 3-4 – juin-juillet 1943, p. 58.

gestion et l'approvisionnement des produits nécessaires aux chirurgiens-dentistes, contingentés en temps de guerre (savon, alcool, papier, charbon...), sont également de la responsabilité de l'Ordre. Il s'efforce d'obtenir des quantités suffisantes pour permettre à ses praticiens de poursuivre leur activité dans les conditions les moins précaires possible[243].

La période très particulière dans laquelle fut créée la section dentaire, l'importance que prend très rapidement la solidarité qui s'organise pour les confrères frappés par les drames de la guerre, mais aussi pour leurs familles, a sans doute marqué profondément l'institution ordinale. Les confrères « *retenus loin de leurs foyers, auront un peu de tranquillité lorsqu'ils sauront que la profession veille sur les leurs, et qu'à leur retour, une aide efficace les attend.* » « *Nous devons élever nos orphelins, et suppléer à leurs parents disparus, conseiller et aider matériellement et moralement la mère restée seule au foyer, la défendre contre les vicissitudes de la vie* »[244]. Les œuvres d'entraide d'aujourd'hui, reprises dans l'article L.4121-2 du Code de la santé publique, découlent-elles en partie de la solidarité d'hier ?

Le code de déontologie est massivement diffusé pour la première fois dans le Bulletin d'avril 1943. Il parvient ainsi à tous les chirurgiens-dentistes inscrits à l'Ordre, autorisés à exercer. Le *code de déontologie dentaire* développe les titres et paragraphes suivants :

Titre I : Devoirs généraux du praticien de la profession dentaire, avec deux sections :

. Devoirs envers les malades ;

. Devoirs envers les confrères.

Titre II : Devoirs des praticiens en clientèle, avec trois sections :

. Devoirs envers les malades ;

. Devoirs envers les confrères et les « opérateurs » professionnels ;

. Des honoraires.

---

243 *Bulletin de la section dentaire* n°1 – avril 1943, p. 8.
244 *Ibid.*, p. 10.

Titre III : du secret professionnel[245]

Sans relever point par point les similitudes, notons que des grandes lignes aux détails, le *code de déontologie dentaire* tel qu'il est publié en avril 1943 énonce la majorité des devoirs et règles qu'on retrouve dans le code de déontologie des chirurgiens-dentistes que nous connaissons. Il est aujourd'hui intégré dans le Code de la Santé publique par le décret n°2004-802 de juillet 2004[246].

C'est le décret n°3631 du 30 décembre 1942 « *portant règlement d'administration publique pour l'application de la loi du 10 septembre 1942 en ce qui concerne le recrutement des membres des Conseils de l'Ordre des médecins et les recours contentieux* », qui règlemente les conditions dans lesquelles doivent avoir lieu les élections et les désignations des membres des Conseils régionaux, des collèges départementaux, et du Conseil national, comme le prévoyait l'article 56 de la loi du 10 septembre 1942[247]. Les membres des Conseils des collèges départementaux sont élus par les praticiens inscrits au Tableau départemental de l'Ordre. Ne peuvent voter les praticiens frappés d'une mesure de suspension (d'après l'article Ier). Les membres des collèges départementaux élisent, parmi les praticiens éligibles aux Conseils des collèges départementaux, les membres du Conseil national de l'Ordre, selon l'article 15 pour les médecins, de sa section dentaire, dans les mêmes conditions selon l'article 17. Pour ce qui est des Conseils régionaux, chaque membre des Conseils des collèges départementaux adresse au siège du Conseil national de l'Ordre la liste des candidats qu'il propose au choix du secrétaire d'État à la Santé, comme le précise l'article 9 de la loi du 10 septembre 1942. En résumé, l'ensemble des praticiens ne s'expriment qu'à l'échelle du département. Ce sont les membres des Conseils départementaux qui élisent le Conseil national et établissent la liste au sein de laquelle le secrétaire d'État[248]

---

[245] *Ibid.*, pp. 23-26.

[246] Décret n°2004-802 du 29 juillet 2004, publié au *Journal Officiel* du 8 août 2004, p. 14150.

[247] *Bulletin de la section dentaire* n°1 – avril 1943, p. 17.

[248] *Ibid.*, pp.18-20.

choisit les membres du Conseil régional. Les élections des membres des Conseils des collèges départementaux doivent se tenir en même temps pour l'Ordre des médecins et pour la section dentaire. Or, les difficultés qui semblent entourer l'organisation des élections sont bien réelles et repoussent sans cesse le scrutin. Cette fois, c'est la loi du 17 mars 1943 qui recule de neuf mois les élections pour les dentistes. La loi précise que les sections dentaires des Conseils départementaux (loi du 17 novembre 1941) exercent les fonctions dévolues aux Conseils des collèges départementaux (loi du 10 septembre 1942) et que, selon le même principe, la section dentaire du Conseil supérieur exerce les fonctions dévolues à la section dentaire du Conseil national de l'Ordre des médecins[249]. Cette manœuvre met en évidence la continuité et la constitution très semblable de ces deux organes. À commencer par son sommet : le Dr Hulin. Les élections ont finalement lieu, pour la profession dentaire, en novembre 1943. Mais, nouvelle péripétie, suite à une réclamation sur leur validité, des scrutins sont partiellement annulés dans certains départements. La désignation finale des membres des Conseils des collèges départementaux n'est publiée qu'en janvier 1944[250]. Les élections pour le niveau national peuvent finalement avoir lieu au début de cette même année, le 31 janvier 1944. Elles sont sanctionnées par un arrêté du secrétaire d'État à la Santé, en date du 15 mars 1944, constituant la section dentaire du Conseil national. Celui-ci se compose de douze membres. Le Dr Chactas Hulin en est le président. On retrouve, dans ce Conseil national, trois des six noms de 1941 : les Drs Hulin bien sûr, Rachet, ainsi que M. Dubreuil, chirurgien-dentiste[251].

En clair-obscur, les années de la section dentaire de l'Ordre des médecins sont marquées par le souci de solidarité de la profession envers les confrères prisonniers, victimes de la guerre, et envers leurs familles. D'un autre côté, les Ordres professionnels, relais du gouvernement et véritables organes de

---

[249] *Ibid.*, p. 22.
[250] *Bulletin de la section dentaire* n° 8 – novembre 1943, pp. 146-161.
[251] *Bulletin de la section dentaire* n° 10-11-12 – février-mars-avril 1944, p. 201.

gestion de la profession, sont tenus d'appliquer les lois de Vichy. Ainsi, l'Ordre des médecins et la section dentaire se retrouvent confrontés à l'antisémitisme de l'État français. Dans ses manœuvres discriminatoires, le gouvernement du maréchal Pétain va exploiter une législation, dont le but initial était d'assurer le fonctionnement des entreprises que la guerre a privé de leurs responsables, et l'appliquer plus spécifiquement aux propriétaires juifs. Le point de départ est l'ordonnance allemande du 20 mai 1940 par laquelle est instaurée la possibilité de nommer des administrateurs provisoires (AP) dans les entreprises françaises privées de leurs dirigeants. Cette ordonnance vise d'abord les entreprises stratégiques, comme celles chargées de l'approvisionnement ou de l'alimentation, dont la poursuite de l'activité, compromise par la guerre, demeure une nécessité. Le 10 septembre 1940, Vichy reprend cette mesure. Cette fois, il ne s'agit non plus d'une possibilité, mais d'une « loi permettant de nommer des AP dans les entreprises privées de leurs dirigeants ». Les AP disposent alors des « *pouvoirs des propriétaires ou de la société propriétaire ou exploitante* ». La loi du 2 février 1941 leur confère des pouvoirs très étendus dont celui de liquider l'entreprise. Il ne reste plus qu'à orienter l'action des administrateurs provisoires vers l'aryanisation économique[252]. Cela commence une nouvelle fois par une ordonnance allemande, celle du 18 octobre 1940, qui impose, en zone occupée, la définition et le recensement des entreprises juives[253], et la nomination par les autorités occupantes d'un AP[254]. D'abord sous l'autorité du Service de contrôle des administrateurs provisoires (SCAP) de 1940 à 1941, la désignation des AP et le contrôle de leur activité dépendent ensuite du Commissariat général aux questions juives (CGQJ). Celui-ci est institué par la loi du 29

---

252 MORGENSTERN H. *Documents pour servir à l'histoire des cabinets dentaires des juifs, chirurgiens-dentistes et stomatologistes, de Paris et de ses environs (1940-1945).* Paris : J. Touzot libraire ; 1999, pp. 116, 148.

253 Si le ou les propriétaires, le ou les présidents, ou plus d'un tiers des actionnaires ou associés sont juifs, l'entreprise est considérée comme juive.

254 DEVERS G. La médecine sous Vichy, étude de législation 1940-1944. *Droit, déontologie et soin.* 2008 ; 8 (2) : 134-160. p. 142.

mars 1941[255]. Pour être exact, le SCAP est rattaché au CGQJ en juin 1941, mais conserve en grande partie son indépendance. Ce n'est qu'en mai 1942 que le CGQJ réunit le SCAP et la Direction générale de l'aryanisation économique (service du CGQJ), en un seul et même service qui prend le titre d'Aryanisation économique et service de contrôle des administrateurs provisoires[256]. Le premier dirigeant du CGQJ est un ancien député, Xavier Vallat. La direction de l'aryanisation économique, service central et de loin le plus actif, indique clairement l'action du Commissariat. Ses prérogatives sont étendues aux deux zones, même si dans les faits, l'activité se concentrera majoritairement en région parisienne. Les administrateurs provisoires, d'abord proposés à cette fonction, seront par la suite désignés par le CGQJ et choisis par cooptation. Aucune décision concernant les AP ne peut être effective avant la parution au *Journal Officiel* de l'État français. Ainsi, y seront publiés leurs noms, au moment de leur nomination par exemple[257]. Quelques mois après la création du CGQJ, la loi du 22 juillet 1941 est promulguée par le maréchal Pétain pour permettre la saisie « *des entreprises, biens et valeurs appartenant aux juifs* ». L'article 1er énonce explicitement : « *En vue d'éliminer toute influence juive dans l'économie nationale*[258] ». Concrètement, les entreprises et les biens appartenant à des juifs - il peut s'agir de cabinets dentaires - sont confiés à la gestion d'un administrateur provisoire qui dispose de trois possibilités pour réaliser la « déjudaïsation » : la liquidation, elle passe, dans le cas des dentistes juifs, par la fermeture du cabinet et la vente du matériel, après estimation de la valeur ; l'aryanisation, c'est-à-dire la cession du bien à des « non juifs »[259] et la transformation de statut. Cette troisième possibilité, plus rare, ne concerne pas les cabinets dentaires. Par cette loi, le droit des juifs à la

---

[255] Loi du 29 mars 1941, publiée au *Journal Officiel* du 31 mars 1941, p. 1386.
[256] MORGENSTERN H., *op. cit.*, p. 124.
[257] MORGENSTERN H., *op. cit.*, pp. 407- 408.
[258] Loi du 22 juillet 1941, publiée au *Journal Officiel* du 26 août 1941, p. 3594.
[259] MORGENSTERN H., *op. cit.*, p. 316.

propriété est totalement remis en cause. Elle les dépossède potentiellement de toutes leurs entreprises, de leurs biens meubles et immeubles. Ce texte les précarise au plus haut point, d'autant plus que les ordonnances allemandes d'avril et mai 1941 les privent du produit de la vente, ou de la liquidation de leur bien. Prévoyantes, elles leur interdisent aussi de négocier leurs avoirs, ce qui les empêche de protéger leurs possessions par la vente ou par la cession[260]. Il est prévu que le produit des réalisations soit versé par les AP à la Caisse des dépôts et consignations, sauf dans quelques cas spéciaux. La section dentaire du Conseil national de l'Ordre des médecins va faire en sorte que les administrateurs provisoires des cabinets dentaires soient des chirurgiens-dentistes diplômés. Cette manœuvre peut être vue comme la volonté de garder un contrôle sur les affaires de la profession et d'éviter, d'une certaine manière, les ingérences, ou les spéculations. Rappelons en effet que la gestion et la liquidation de biens juifs étaient soumises à un intéressement. Il a pu s'agir également de faciliter les rapports et la communication entre la section dentaire et les AP. En effet, c'est à elle que doit s'adresser l'AP en cas de litige ou de doute, dans la gestion d'un bien. La section dentaire est également chargée d'émettre un avis avant l'achat, la reprise ou la liquidation d'un cabinet[261]. Cet avis n'est pas consultatif, car l'approbation de la section dentaire est requise avant une opération engageant un cabinet dentaire sous administrateur provisoire. Cet avis a pris à plusieurs reprises la forme suivante : « *La section dentaire du Conseil national de l'Ordre des médecins, n'ayant pas participé à votre nomination* (nomination de l'administrateur provisoire), *ne s'oppose pas à la liquidation ou à la vente du cabinet dentaire*[262] ». Si cette formule a l'avantage de dégager la responsabilité de la section dentaire et de ne pas la mettre en difficulté devant les autorités, elle ne fait pour le moins pas montre d'un soutien aux confrères dont on liquide la vie professionnelle. Les chirurgiens-dentistes frappés par les lois antijuives de Vichy n'ont pas semblé

260 *Ibid.*, p. 149.
261 MORGENSTERN H., *op. cit.*, pp. 159, 161.
262 *Ibid.*, p. 153, 159.

bénéficier, de la part de la section dentaire, de la même solidarité et de la même sollicitude qui a été témoignée aux dentistes prisonniers ou victimes de la guerre.

Quatre dentistes juifs

par

Drs Maxime Cournault & Xavier Riaud

Un hommage aux dentistes juifs victimes des nazis s'imposait de lui-même. Nous avons choisi quatre d'entre eux.

• Bernard Holstein (1880-1943) est chirurgien-dentiste à Rouen. Il sert en tant que tel dans l'armée française pendant la Grande Guerre. On le retrouve notamment dans les hôpitaux de Rouen où il participe au traitement des Gueules cassées. C'est encore dans cette ville qu'il réside, en 1939, avec sa femme, Juliette, et leurs deux enfants, Jean et Denise. La famille Holstein quitte Rouen pour le Midi de la France, au moment de l'exode, en 1940, mais elle choisit de revenir après quelques mois[263]. Bernard Holstein, le père, est alors convaincu qu'il n'y a aucun danger[264].

Il réintègre son cabinet et soigne régulièrement les soldats allemands dont il parle la langue. Ceux-ci lui recommandent de partir, mais il s'y refuse. Il ne se sent pas plus menacé qu'un autre citoyen français. Certes, il est juif, mais il est officier de réserve et ancien combattant des deux guerres. Quand les lois de Vichy accablent les chirurgiens-dentistes juifs, Bernard Holstein, lui, est autorisé à poursuivre son activité, probablement en raison de ses titres militaires[265]. Cette autorisation est une exception pour la ville de Rouen. Elle conforte son sentiment d'être préservé face aux lois d'exclusion. Bernard Holstein et sa famille sont pourtant arrêtés par des policiers français, le 15 janvier 1943. C'est par une lettre que Denise et sa grand-mère apprennent le départ de

---

[263] HOLSTEIN D. *Je ne vous oublierai jamais, mes enfants d'Auschwitz...* Paris : Edition n° 1 ; 1995, p. 17.

[264] LECOUTURIER Y. *Shoah en Normandie*. Le Coudray-Macouard : Cheminements ; 2004, p. 169.

[265] HOLSTEIN D. *Je ne vous oublierai jamais, mes enfants d'Auschwitz...*, op. cit., p. 18.

Drancy, pour une destination inconnue, de Bernard Holstein et de sa femme, le 20 novembre 1943[266]. Ils partent en réalité pour Auschwitz et n'en reviendront pas. Denise est, elle aussi, déportée à Auschwitz. Elle a survécu.

• Raymond Calamaro bénéficie de l'aide d'un policier français, Maxime Leluan (1906-1993). Ce dernier utilise d'abord sa qualité de policier pour permettre à Raymond Calamaro, chirurgien-dentiste juif, de continuer à exercer son activité, quand les lois antisémites de 1941 menacent les professions libérales. Il l'aide pour cela à obtenir une carte d'identité où n'apparaît pas la mention « juif ». En mai 1942, Maxime Leluan vient prévenir Raymond Calamaro, à son cabinet dentaire, de son arrestation imminente. Elle est prévue le lendemain. Il reçoit un blâme de sa hiérarchie pour cette « négligence ». En 1994, un an après son décès, Maxime Leluan est officiellement reconnu Juste parmi les Nations, notamment pour l'aide apportée à Raymond Calamaro[267].

• Benjamin Schatzman (1877-1942) livre un témoignage exemplaire en décrivant, minutieusement, en introspection, son épreuve de l'internement dans les camps. Il est né en Roumanie, en 1877. Il fait ses études en France, d'abord à l'école d'agriculture de Grignon. Onze ans plus tard, en 1905, après des expériences décevantes en Palestine et en Nouvelle-Zélande, il reprend des études en France. N'étant pas bachelier, il ne peut s'inscrire en médecine. Il choisit d'étudier l'art dentaire à l'École odontotechnique de Paris, rue Garancière (aujourd'hui Faculté de chirurgie dentaire de Paris VII). En 1912, il y devient enseignant, puis chef de clinique en 1922 et professeur de céramique dentaire en 1933[268]. Il est arrêté à Paris, le 12 décembre 1941, lors de la rafle dite des notables juifs. Il a alors

---

266 *Ibid.*, pp. 31-40.
267 LECOUTURIER Y. *Shoah en Normandie*. Le Coudray-Macouard : Cheminements ; 2004, p. 201.
268 SCHATZMAN B. *Journal d'un interné : Compiègne, Drancy, Pithiviers - 12 décembre 1941 - 23 septembre 1942*. Volume 1. Paris : Le Manuscrit ; 2005, pp. 12-13.

près de soixante-cinq ans. Les Allemands viennent le chercher à son domicile au petit matin. Ils s'étaient d'abord rendus à son cabinet dentaire[269]. Interné dans les camps de Compiègne, Drancy et Pithiviers, il écrit au jour le jour, sur le papier qu'il peut trouver. Ainsi, à la date du jeudi 18 juin 1942, il évoque les soins dentaires qu'il prodigue à l'infirmerie de la Croix-Rouge du camp de Compiègne, se plaignant du matériel et de l'attitude peu conservatrice d'un confrère[270]. Il trouve la mort, soit dans le convoi parti de Drancy le 23 septembre 1942, à destination d'Auschwitz, soit dans une chambre à gaz. L'acte établi après la Libération, en septembre 1946, date officiellement son décès au 28 septembre 1942, cinq jours après le départ du convoi. Il porte la mention « Mort pour la France »[271].

• Armand Rosenthal (1901-1944) porte le même prénom que son grand-père, décédé un mois avant sa naissance. Armand Rosenthal (1845-1901) est dentiste à Strasbourg. Il quitte la ville, suite à l'annexion allemande, en 1871, pour rejoindre Nancy. Quand, en 1901, sous l'impulsion du Doyen de la Faculté de médecine Frédéric Gross (1844-1927), il est décidé de créer l'Institut dentaire de la Faculté de médecine de Nancy[272], Armand Rosenthal est choisi pour en devenir le premier directeur. Suite à son décès prématuré, c'est son fils, René Rosenthal (1870-1937), qui lui succède cette même année. Son petit-fils, Armand, devient à son tour directeur de l'Institut dentaire de Nancy en 1936. Armand Rosenthal est juif. Sur ce seul motif, le 28 juin 1941, une note du ministère des Finances lui ordonne de quitter ses fonctions et, le 7 juillet, les chèques postaux refusent de lui virer son salaire de directeur de l'Institut dentaire. Il choisit alors la Résistance et rejoint le maquis du

---

[269] SCHATZMAN B. *Journal d'un interné : Compiègne, Drancy, Pithiviers - 12 décembre 1941 - 23 septembre 1942*. Volume 2. Paris : Le Manuscrit ; 2005, p. 280.
[270] *Ibid.*, Volume 1, pp. 363-364.
[271] *Ibid.*, Volume 2, p. 255.
[272] WESTPHAL A. Les débuts de l'enseignement dentaire public à Nancy après la loi Brouardel de 1892. *Actes de la Société française d'histoire de l'art dentaire*. 2008 ; (13) : 44-47.

Vercors[273]. Il s'implique dans l'hôpital du maquis. Face à la menace allemande grandissante, l'état-major décide de replier l'hôpital militaire de Saint-Martin et ses malades à l'entrée de la grotte de la Luire, à Saint-Agnan-en-Vercors. Le 27 juillet 1944, les Allemands atteignent la grotte. Ils massacrent tout le monde, le soir et les jours suivants. Parmi les blessés et les soignants, Armand Rosenthal est abattu vraisemblablement à proximité de la grotte, peu après l'arrivée des nazis[274].

Des chirurgiens-dentistes ont payé de leur vie le prix de la collaboration de l'État français à la barbarie.

Ne les oublions jamais ! Là, réside le devoir de mémoire d'une profession tout entière…

---

[273] WESTPHAL A. Armand, René et Armand Rosenthal : une famille au service de l'Institut dentaire de la faculté de médecine de Nancy. *Actes de la Société française d'histoire de l'art dentaire*. 2012 ; (17) : 36-40.

[274] SERRE R. *Blessés et soignants de l'hôpital de la grotte de la Luire. Contexte historique* [en ligne]. Fondation de la Résistance ; 2013 [cité le 29 décembre 2016]. Disponible sur : http://museedelaresistanceenligne.org/media581-BlessA#fiche-tab

Création de l'Ordre des chirurgiens-dentistes

Bientôt, le régime de Vichy vit ses dernières heures. Les armées alliées débarquent en Normandie, le 6 juin 1944. Le 25 août 1944, après quatre années d'occupation, Paris est libérée.

Dans l'exposé des motifs de l'ordonnance du 24 septembre 1945, il est déclaré à propos des lois promulguées par l'État français : « *Les textes successifs qui créèrent les ordres, sont contraires à la légalité républicaine*[275] ». Cette déclaration est cohérente avec l'ordonnance du 9 août 1944 « *relative au rétablissement de la légalité républicaine sur le territoire continental* » qui énonce :

« *Article 1er – La forme du gouvernement de la France est et demeure la République. En droit, celle-ci n'a pas cessé d'exister.* »

« *Article 2 – Sont, en conséquence, nuls et de nul effet tous les actes constitutionnels législatifs ou réglementaires, ainsi que les arrêtés pris pour leur exécution, sous quelque dénomination que ce soit, promulgués sur le territoire continental postérieurement au 16 juin 1940 et jusqu'au rétablissement du gouvernement provisoire de la République française. Cette nullité doit être expressément constatée*[276]. » Le général de Gaulle a ses mots, devenus célèbres, à l'Hôtel de ville de Paris, le 25 août 1944 : « *La République n'a jamais cessé d'être* ». « *Vichy fut toujours et demeure nul et non avenu* »[277].

Le Comité français de la libération nationale (CFLN), depuis Alger, a pourtant abrogé par décret les lois de Vichy règlementant l'Ordre des médecins et sa section dentaire, puis a

---

[275] Ordonnance du 24 septembre 1945, publiée au *Journal Officiel* du 28 septembre 1945, p. 6093.

[276] Ordonnance du 9 août 1944 [en ligne], [citée le 20 octobre 2016]. Disponible sur : https://www.legifrance.gouv.fr/affichTexte.do?cidTexte=LEGITEXT000006071212.

[277] SAUVÉ J.-M. Rétablir la légalité républicaine [en ligne]. Paris : Conseil d'État ; 2014 [cité le 8 novembre 2016]. Disponible sur : http://www.conseil-etat.fr/Actualites/Discours-Interventions/Retablir-la-legalite-republicaine.

promulgué, le même jour, une ordonnance instituant un Ordre des médecins. L'exposé des motifs de l'ordonnance du 24 septembre 1945 relative à l'exercice et à l'organisation des professions de médecin, de chirurgien-dentiste et de sage-femme publiée au *Journal Officiel* du 28 septembre 1945 déclare : « *Une ordonnance du 18 octobre 1943 annulait les dispositions de l'autorité de fait tout en maintenant le principe de l'Ordre* ». Les textes sont, en réalité, un peu plus subtils et un peu plus complexes. À aucun moment, l'ordonnance du 18 octobre n'annule directement ou ne fait mention de l'Ordre créé par Vichy. Est simplement déclaré à l'article 59 : « *Sont abrogées (...) d'une façon générale, toutes dispositions antérieures contraires aux dispositions de la présente loi* ». C'est le décret du Commissariat à l'Éducation nationale et à la Santé publique « *portant suppression de l'Ordre des médecins* » publié p. 212 qui supprime l'Ordre, et non l'ordonnance publiée dans le même *Journal Officiel* aux pp. 207 à 211.

« *Article 1er – Sont abrogés les textes dits lois du 7 octobre 1940, du 2 avril 1941 et du 10 septembre 1942 sur l'Ordre des médecins, ainsi que les dispositions qui ont modifié ces textes ou les ont appliqués aux territoires relevant du Comité français de la Libération nationale* (CFLN). »

« *Art. 2. – Les archives et tous documents des Ordres de médecins ayant existé sur les territoires relevant du Comité français de la Libération nationale seront remis au Commissariat à l'Éducation nationale et à la Santé publique. Les présidents des Conseils de l'Ordre sont responsables de cette transmission, chacun pour ce qui concerne les archives et documents du Conseil qu'il présidait*[278] ».

Le CFLN abroge donc les « textes dits lois » promulgués par Vichy. De fait, il reconnaît l'existence des Conseils de l'Ordre et de leurs présidents, en les déclarant notamment responsables de la transmission des archives. Le même jour (le 18 octobre 1943), le CFLN promulgue une ordonnance recréant l'Ordre dans les formes suivantes :

---

[278] Décret du 18 octobre 1943, publié au *Journal Officiel* du jeudi 21 octobre 1943, p. 212.

« *Article 1er. – Nul ne peut exercer la médecine ou l'art dentaire en France s'il n'est : (…)* »

« *3° Inscrit à un tableau de l'Ordre des médecins ou à un tableau des praticiens de l'art dentaire, institué par la précédente ordonnance.* »

« *Art. 21. – Il est institué un Ordre des médecins, groupant obligatoirement tous les médecins habilités à exercer leur art en France. (…) Il accomplit sa mission par l'intermédiaire des Conseils départementaux de l'Ordre des médecins, des Conseils de discipline et des Chambres régionales de discipline.* »

L'ordonnance du 18 octobre 1943 institue donc un Ordre des médecins, des Conseils départementaux de l'Ordre, des conseils de discipline composés de délégués des Conseils départementaux. Il est d'ailleurs précisé à l'article 35 que le Conseil départemental de l'Ordre n'a pas le pouvoir de juridiction. La juridiction de première instance est constituée par les conseils de discipline dont les décisions sont susceptibles d'appel devant une chambre régionale de discipline. L'ordonnance ne traite, ni ne fait mention de Conseils régionaux ou d'un Conseil national. Tout l'Ordre repose sur le niveau départemental, le niveau régional étant une simple juridiction d'appel. Les praticiens de l'art dentaire sont groupés au sein de l'Ordre des médecins. Il est institué un tableau ainsi que des Conseils départementaux de l'art dentaire dans les mêmes conditions que pour les médecins. Pour les affaires concernant les chirurgiens-dentistes, on adjoint simplement aux conseils de discipline et chambres régionales de l'Ordre des médecins, des praticiens de l'art dentaire. Ainsi, les dentistes n'ont pas de juridiction propre et dépendent pour cela de l'Ordre des médecins. L'ordonnance traite plus des modalités d'exercice de la médecine et de l'art dentaire, et de l'exercice illégal que de l'institution ordinale. Elle ne sera jamais appliquée sur le territoire de la métropole, d'autres textes étant promulgués au moment de la Libération. Les futures ordonnances en reprendront cependant certains éléments.

Le Comité médical de la Résistance (CMR) est créé en octobre 1943. À l'image du Conseil national de la Résistance (CNR), qui coordonne la résistance intérieure française, le CMR cherche à regrouper les différentes organisations médicales de la Résistance, indépendamment de leurs tendances politiques, à rassembler les médecins et professionnels de santé résistants en un seul organisme. Dans un premier temps, le CMR est chargé de la santé militaire clandestine comme les soins aux blessés de la Résistance. En vue de la Libération, on lui confie l'organisation d'un réseau sanitaire. Il lui incombe surtout de réorganiser et de gérer transitoirement la médecine française.

Fin août 1944, selon la logique du CMR, le cabinet du ministre de la Santé charge Jean Marandas (1909-1976) d'unifier les différents mouvements résistants regroupant des chirurgiens-dentistes, avec les mêmes objectifs : réorganiser les praticiens de l'art dentaire en France et garantir temporairement les intérêts de la profession. En effet, rappelons qu'à la Libération, les syndicats dentaires et la section dentaire de l'Ordre des médecins dissous respectivement par la loi du 17 novembre 1941 et le décret du 18 octobre 1943 ne sont pas encore rétablis. La profession dentaire se retrouve donc sans représentation légale. C'est par la création du Comité dentaire départemental de libération (CDDL) qu'est réalisée l'union des différentes formations. Y sont représentés cinq mouvements de la Résistance, proportionnellement à leur importance numérique. Le plus important de ces mouvements est le Comité national des chirurgiens-dentistes français (CNCDF) émanation du Comité national des médecins français, adhérant au Front national[279]. Le CNCDF a pris possession « amiablement » des locaux de la section dentaire du Conseil départemental de la Seine, rue de Rivoli, le 23 août 1944. Il a fait de même symboliquement, les jours qui ont suivi, en pénétrant dans le siège du Conseil national, boulevard de la Tour-Maubourg. Le CNCDF, au-delà de ces actions symboliques, joue un rôle central dans la gestion transitoire des organes de la profession et dans la mise en place de ceux amenés à reprendre cette gestion, dont le Comité dentaire départemental de libération (CDDL).

Le Comité dentaire (CDDL) doit « *mettre debout un organisme exécutif provisoire certes, mais capable d'assurer la marche*

---

[279] Faut-il rappeler que celui-ci n'a aucun lien avec le parti politique homonyme fondé en 1972 ?

des affaires professionnelles courantes, tant sur le plan administratif, que sur le plan matériel. » C'est pour mener à bien cette mission qu'est constitué, le 3 octobre 1944, le Conseil dentaire départemental de la Seine[280]. À l'inverse du CMR, organisme à vocation nationale, mais essentiellement parisien, le Conseil dentaire départemental de la Seine représente, en réalité, un véritable « Conseil national » de transition. Paris est, à la Libération, plus que jamais le cœur administratif du pays. Rappelons aussi que l'ordonnance du 18 octobre 1943 institue des Conseils départementaux, mais ne fait à aucun moment mention d'un Conseil national. Le Conseil de la Seine fait en quelque sorte office de Conseil national.

Les chirurgiens-dentistes des mouvements de résistance ont assuré, d'abord au sein du Comité national des chirurgiens-dentistes français, puis du Conseil dentaire départemental de la Seine, la gestion de la profession pendant trois mois et demi, de la fin août 1944 au 11 décembre 1944. Précisons que cette gestion transitoire n'a eu aucune existence légale. En effet, le premier texte promulgué après la Libération de Paris et définissant l'organisation des professions médicales est l'ordonnance du 11 décembre 1944.

Il est déclaré dans l'exposé des motifs de cette ordonnance que, par un futur texte, va être institué un nouvel ordre pour les médecins, pour les praticiens de l'art dentaire et pour les sages-femmes. L'ordonnance prévoit, en attendant cette règlementation, la création d'organismes transitoires pour assumer « *le double rôle de l'Ordre et des syndicats*[281] ».

« *Art. 2. – Dans chaque département est institué un Conseil départemental des médecins dont les membres sont nommés par le préfet sur la proposition du Comité médical départemental de la libération. Ce conseil est chargé de la défense et de la gestion des intérêts professionnels des médecins du département. Il administre tous organismes ou services d'entraide ou de secours au sein de la profession médicale.* »

---

[280] MARANDAS J. *L'Ordre des chirurgiens-dentistes.*, op. cit., pp. 79-80.
[281] Ordonnance du 11 décembre 1944, publiée au *Journal Officiel* du lundi 11 et du mardi 12 décembre 1944, p. 1836.

« Art. 3. – Il est également créé dans chaque département un conseil des praticiens de l'art dentaire et un conseil des sages-femmes ; les règles applicables à la compétence et à la composition de ces deux conseils sont identiques aux règles fixées pour les conseils départementaux des médecins par l'article 2 ci-dessus. »

« Art. 6. – Il est institué un conseil supérieur des médecins dont les membres sont nommés par arrêté du ministre (…). Le conseil supérieur (…) veille à l'honneur et à la discipline de la profession. Il assure également la défense et la gestion des intérêts professionnels. Sa compétence s'étend aux praticiens de l'art dentaire (…). »

« Art. 7. – Pour l'examen des questions concernant les intérêts professionnels des chirurgiens-dentistes (…), le conseil est complété (…) par une commission de seize praticiens de l'art dentaire. »

L'ordonnance institue des Conseils régionaux des médecins pour juger en première instance des médecins, dentistes et sages-femmes ayant enfreint les règles de l'honneur ou de la moralité de leurs professions respectives. L'appel se porte devant le Conseil supérieur des médecins. On adjoint, quand il s'agit de juger ou de traiter des affaires dentaires, des dentistes aux Conseils régionaux et au Conseil supérieur. Les chirurgiens-dentistes ne disposent toujours pas de leur propre juridiction.

L'ordonnance du 11 décembre 1944 est abrogée par l'article 72 de celle du 24 septembre 1945. Il y est précisé que l'abrogation deviendra effective à la date de l'élection des Conseils nationaux de l'Ordre[282].

L'ordonnance du 11 décembre 1944 inaugure également le rétablissement des syndicats qui ont été supprimés, rappelons-le, par la loi du 7 octobre 1940 en ce qui concerne les syndicats de médecins, et par la loi du 17 novembre 1941 en ce qui concerne les syndicats dentaires. Il est déclaré en exposé des motifs :

---

[282] Ordonnance du 24 septembre 1945, publiée au *Journal Officiel* du 28 septembre 1945, p. 6093.

« *Les syndicats médicaux et paramédicaux dissous par l'autorité de fait de Vichy ont le droit de se reconstituer, mais seulement après épuration des bureaux des syndicats de 1939*[283] ».

Le rétablissement des syndicats de chirurgiens-dentistes dissous passe donc par l'épuration. Il en sera de même, nous le verrons, avec les autres organismes professionnels. En réalité, les syndicats ne seront habilités à fonctionner pleinement qu'après la promulgation de la nouvelle ordonnance règlementant les professions médicales et paramédicales[284]. Cette ordonnance est celle du 24 septembre 1945. Elle précise dans son exposé des motifs que « *la suppression des syndicats* (…) *aboutissait d'ailleurs à une fâcheuse confusion : ce n'est pas au même organisme qu'il convient de défendre les intérêts professionnels et d'assurer la discipline de la profession*[285] ». Place donc, après 1945, à la coexistence de ces deux organes, pour les professions médicales. Ce cas de figure qui questionnait les syndicats dans les années 1920-1930 est ainsi tranché.

Conformément aux articles 2 et 3 de l'ordonnance du 11 décembre 1944, les membres des Conseils départementaux sont nommés par arrêtés préfectoraux dans les premiers mois de 1945, sur proposition du Comité départemental médical de la Libération (CMDL). Le CMDL assure au niveau départemental le même rôle que le CMR au niveau national.

L'article 7 déclare que pour l'examen des questions concernant les intérêts professionnels des chirurgiens-dentistes, le Conseil supérieur des médecins sera complété par une commission de seize praticiens de l'art dentaire. L'arrêté du 3 février 1945 fixe la composition de cette commission[286].

---

[283] Ordonnance du 11 décembre 1944, publiée au *Journal Officiel* des lundi 11 et mardi 12 décembre 1944, p. 1836.

[284] CONSEIL NATIONAL DES CHIRURGIENS-DENTISTES. *Bulletin du Conseil national des chirurgiens-dentistes.* Paris : R. Lépine ; 1944-1949. N°s 1-2-3 – mai-juin-juillet 1945, p.1.

[285] Ordonnance du 24 septembre 1945., *op. cit.*, p. 6083.

[286] Arrêté du 3 février 1945, publié au *Journal Officiel* du 7 février 1945, p. 605.

Les seize membres sont nommés par le ministre de la Santé publique, François Billoux (1903-1978). Comme pour les Conseils départementaux, ils le sont sur proposition du Comité médical de la Résistance (CMR). La nomination sur proposition de la Résistance confirme le rôle majeur de celle-ci dans la gestion de la transition qui survient à la Libération. Elle indique également la rupture qui s'opère avec la section dentaire dissoute en août 1944, issue des lois de Vichy, et donc, au moins par son origine, compromise. La lumière sur le degré de compromission dans la collaboration de ses membres avec le régime de Vichy devra se faire par l'intermédiaire de commissions d'épuration.

La commission des praticiens de l'art dentaire élit comme président Jean Marandas (1909-1976) au cours de son assemblée générale des 10 et 11 mars 1945. Contrairement aux organes de la Résistance, une ordonnance (celle du 11 décembre 1944) et un arrêté (celui du 3 février 1945), deux textes officiels, reconnaissent légalement à ces nouveaux gérants une autorité provisoire pour l'organisation de la profession.

Cette commission de seize praticiens de l'art dentaire, nommés pour compléter le Conseil supérieur des médecins, prend le nom de Conseil national des chirurgiens-dentistes, bien que l'ordonnance du 11 décembre 1944 et l'arrêté du 3 février 1945 ne le présentent pas sous ce terme. Est-ce pour peser dans les tractations en cours pour la création des ordres futurs et affirmer la volonté d'indépendance de la profession dentaire ? Pressentaient-ils ou savaient-ils déjà que, dans la future ordonnance du 24 septembre 1945, il serait question d'un Conseil national de l'Ordre des chirurgiens-dentistes ? Toujours est-il que le dernier Bulletin à paraître au nom de la section dentaire est le *Bulletin de la section dentaire du Conseil national de l'Ordre des médecins* portant les numéros 10-11-12 de février à avril 1944. Lui succède le premier numéro du *Bulletin du Conseil national des chirurgiens-dentistes*, de mai-juin-juillet 1945.

À partir de février 1946, il est présenté sous le titre *Bulletin du Conseil national*.

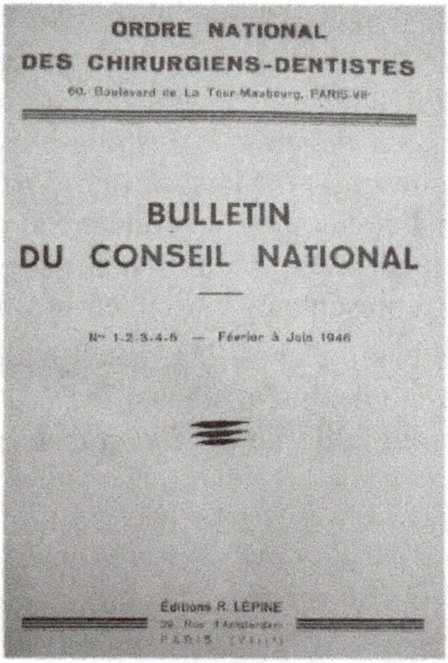

Nos 1-2-3 de mai à juillet 1945, premier Bulletin du Conseil national des chirurgiens-dentistes (source : Conseil national des chirurgiens-dentistes, R. Lépine Éditions).

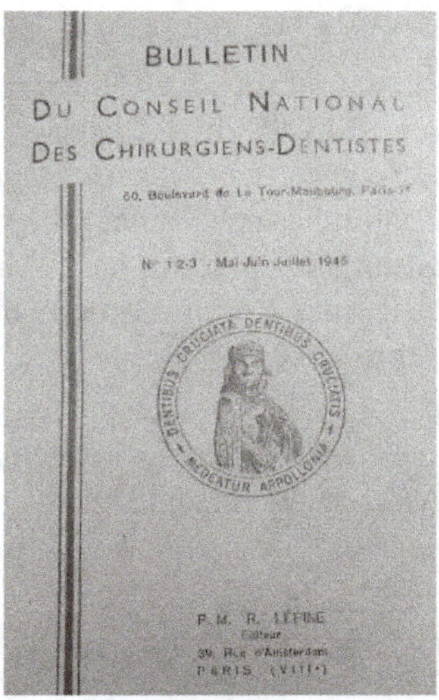

Nos 1-5 de février à juin 1946 du Bulletin du Conseil national des chirurgiens-dentistes, publié de mai 1945 à août 1949 (source : Ordre national des chirurgiens-dentistes, R. Lépine Éditions).

Le Conseil national œuvre notamment pour l'approvisionnement des cabinets dentaires. Il doit régler la question des soins aux prisonniers et défendre les intérêts des chirurgiens-dentistes toujours mobilisés, ou sinistrés[287]. Ces missions sont encore très liées au contexte de guerre. Mais, nul ne doute que sa grande préoccupation est l'élaboration du futur texte qui règlementera les professions médicales et la place que les chirurgiens-dentistes, et leurs représentants y occuperont.

Malgré ces nombreuses tâches, le Conseil national reste lucide sur son caractère éminemment transitoire. Jean Marandas, son président, déclare en éditorial du *Bulletin du Conseil national des chirurgiens-dentistes* : « *La prochaine ordonnance qui prévoit la réorganisation des professions médicales et paramédicales créera l'Ordre des chirurgiens-dentistes, elle permettra à tous les praticiens de faire élire leurs Conseils départementaux qui à leur tour éliront les Conseils régionaux et le Conseil national*[288]. » Il est prévu que cette ordonnance, celle du 24 septembre 1945, abroge, à la date de l'élection des Conseils nationaux de l'Ordre, l'ordonnance du 11 décembre 1944 et ces organismes transitoires de gestion (par l'article 72).

Un mois après l'instauration des Conseils transitoires, est publiée l'ordonnance n°45-95 du 18 janvier 1945, « *relative à l'épuration des médecins, dentistes et sages-femmes* ». Elle indique sans ambigüité qu'il incombe aux organismes transitoires de gestion, constitués par l'ordonnance du 11 décembre 1944, d'effectuer l'épuration des médecins, dentistes et sages-femmes[289] et précise :

« Art. 1er. – (…) des sanctions peuvent être prises contre les médecins, dentistes ou sages-femmes prévenus d'avoir déployé depuis juin 1940 une activité antinationale sous quelque forme que ce soit. »

---

[287] *Bulletin du Conseil national des chirurgiens-dentistes,* n°s 1-2-3 mai-juin-juillet 1945, p. 1.
[288] *Bulletin du Conseil national des chirurgiens-dentistes,* n°1-2-3 mai-juin-juillet 1945, p. 1.
[289] Ordonnance du 18 janvier 1945, publiée au *Journal Officiel* du 19 janvier 1945, p. 260.

« Art. 2. – Le Conseil régional des médecins institué par l'ordonnance du 11 décembre 1944 élit en son sein une section d'épuration (…). Pour les cas concernant les praticiens de l'art dentaire (…), la section d'épuration comprendra deux médecins et deux chirurgiens-dentistes[290]. »

La section d'épuration a la possibilité d'infliger une admonestation, un blâme. Elle a également le pouvoir de prononcer une suspension provisoire du droit d'exercer, mais celle-ci ne peut dépasser trois mois. Dans les cas plus lourds, la section d'épuration ne peut se prononcer seule et propose alors au ministre les peines suivantes : la suspension temporaire pour une durée supérieure à trois mois, mais inférieure à trois ans ; l'interdiction définitive du droit d'exercer. L'exclusion, qu'elle soit temporaire ou définitive, des fonctions universitaires, hospitalières ou administratives, ne se fait que par proposition au ministre. L'article 4 indique que les dossiers présentés à la section d'épuration quatre mois après la publication de l'ordonnance ne seront plus recevables. On peut voir ce délai comme la volonté de traiter ces affaires rapidement, ou de rapidement passer à autre chose, afin de rétablir l'unité nationale nécessaire à la reconstruction du pays. En réalité, les sections d'épuration pour les professions médicales continueront d'étudier des affaires bien après ce délai.

Pour l'ensemble du territoire, 19 chirurgiens-dentistes ont écopé d'une sanction d'une durée égale ou supérieure à trois mois, c'est-à-dire pour lesquelles le ministère de la Santé publique a eu à intervenir. On est tenté de présumer qu'un nombre plus élevé de sanctions non publiées au *Journal Officiel* a dû être prononcé[291].

Nombre de praticiens ont été tenus de préciser leurs activités durant la période d'occupation. Il en va ainsi particulièrement des membres de la section dentaire, à commencer par le premier d'entre eux, le président Chactas Hulin. Bien que le Comité dentaire départemental de la Libération (CDDL) ait rendu des

---

290 *Ibid.*, p. 260.

291 MORGENSTERN H. *Documents pour servir à l'histoire des cabinets dentaires des juifs, chirurgiens-dentistes et stomatologistes, de Paris et de ses environs (1940-1945).*, *op. cit.*, p. 737.

conclusions en sa faveur, plusieurs praticiens ont demandé une enquête sur ses agissements, devant la section d'épuration du Conseil régional des médecins de la région de Paris. La séance a lieu le 15 novembre 1945 et la section d'épuration rend un verdict une nouvelle fois en faveur de l'ancien président : « *Considérant que l'attitude du Docteur HULIN n'a pas cessé, pendant l'Occupation, d'être correcte et qu'aucun acte antinational ne pourrait lui être reproché*[292,293]. »

Le *Bulletin du Conseil national des chirurgiens-dentistes* publie, dans son premier numéro (mai-juin-juillet 1945), et dans les suivants, les noms des « Martyrs de la profession ». Certains sont résistants, tous sont des dentistes morts pendant la guerre, sur le front ou en déportation. Le premier nom est celui de Danielle Casanova (1909-1943)[294].

L'ordonnance du 24 septembre 1945 (Annexe 3) crée l'Ordre national des chirurgiens-dentistes, son Conseil national, ses Conseils départementaux et régionaux. Ils sont ceux que nous connaissons encore aujourd'hui. Ils ont pourtant considérablement évolué et évoluent encore.

« *Art. 1er. – Nul ne peut exercer la profession de médecin, de chirurgien-dentiste ou de sage-femme s'il n'est :* »

« *3° Inscrit à un tableau de l'Ordre des médecins, à un tableau de l'Ordre des chirurgiens-dentistes ou à un tableau de l'Ordre des sages-femmes.* »

« *Art. 47. – Les praticiens de l'art dentaire forment deux groupes, les médecins stomatologistes réunis aux docteurs en médecine dans l'Ordre des médecins, les chirurgiens-dentistes, pour qui est institué un Ordre national des chirurgiens-dentistes groupant obligatoirement tous les chirurgiens-dentistes habilités à exercer leur art en France et en Algérie.* »

---

292 *Bulletin du Conseil national des chirurgiens-dentistes*, n°4-5 – août-septembre 1945, pp. 34-35.

293 Notons que le compte rendu de la séance de la section d'épuration du 15 novembre 1945 est publié dans le *Bulletin du Conseil national des chirurgiens-dentistes* d'août-septembre 1945. Cet anachronisme n'est pas explicable.

294 Voir sa biographie en annexe.

« *Art. 48. – Dans chaque département, il est établi un tableau de l'Ordre des chirurgiens-dentistes,* (…) »

« *Art. 49. – Dans chaque département, il est institué un conseil départemental de l'Ordre des chirurgiens-dentistes.* »

« *Art. 52. –* (…) *Un conseil régional des chirurgiens-dentistes est institué pour chaque région sanitaire et exerce, au sein de l'Ordre des chirurgiens-dentistes, la compétence disciplinaire en première instance*[295]. »

« *Art. 53. – Il est institué un Conseil national de l'Ordre des chirurgiens-dentistes composé de 9 membres désignés par les conseillers départementaux* (…). »

Les chapitres traitant des conditions d'exercice de la profession de médecin, de chirurgien-dentiste et de sage-femme, et de l'exercice illégal de ces professions sont très semblables à ceux promulgués dans l'ordonnance du 18 octobre 1943. En revanche, les Ordres sont autrement plus développés.

L'ordonnance crée un Ordre des chirurgiens-dentistes autonome, reconnaissant enfin la spécificité de la profession. En ce qui concerne l'exercice de la profession dentaire, les Conseils départementaux, régionaux et le Conseil national des chirurgiens-dentistes ont les mêmes attributions générales que les Conseils des médecins en ce qui regarde l'exercice de la médecine. Le titre de docteur en médecine garde son universalité et permet toujours d'exercer l'art dentaire. Le praticien docteur en médecine pratiquant la chirurgie-dentaire s'inscrit, dans ce cas, à l'Ordre des médecins. Les deux Conseils demeurent bien distincts.

Pourtant, l'article 53 semble replonger les dentistes au temps révolu de la section dentaire. Il porte un grave préjudice à l'indépendance de la profession. En effet, il précise qu'il n'existe pas de juridiction disciplinaire au niveau national. Ce sera le Conseil national de l'Ordre des médecins qui jugera, en appel, des décisions rendues par les Conseils régionaux des

[295] Ordonnance du 24 septembre 1945, publiée au *Journal Officiel* du 28 septembre 1945, p. 6083.

chirurgiens-dentistes, juridiction de première instance. L'article 50 porte lui aussi atteinte à l'autonomie des dentistes. Les médecins stomatologistes, pourtant inscrits à l'Ordre des médecins, désignent un à deux représentants au Conseil départemental de l'Ordre des chirurgiens-dentistes. Des médecins sont également adjoints aux Conseils régionaux (article 52) et au Conseil national (article 53) des chirurgiens-dentistes. Ils ne sont pas majoritaires et leurs voix sont consultatives. Ces articles apparaissent comme un écho aux anciennes lois, comme une résurgence du contrôle que les médecins entendaient garder sur la profession dentaire au moment des institutions ordinales établies par Vichy. Ils rappellent aussi l'ordonnance du 18 octobre 1943, ses conseils et ses chambres régionales de discipline. Ils symbolisent enfin le chemin qui reste à parcourir pour arriver à l'Ordre des chirurgiens-dentistes tel que nous le connaissons. Empreinte d'éléments rappelant le passé, mais inaugurant une nouvelle organisation de l'art dentaire en France, l'ordonnance du 24 septembre 1945 s'imbrique finalement dans l'histoire des professions médicales, et de la chirurgie dentaire.

Les médecins, face à la période de 1940 à 1945, ne sont pas dans la même position que les dentistes. Les textes de loi sont en effet explicites. Le terme d'Ordre des médecins est clairement employé dès 1940 et sera renforcé par la loi du 10 septembre 1942. Les médecins et leur Ordre, après 1945, doivent rapidement composer avec ce passé, le reconnaître, sans pour autant l'accepter ou s'en faire les héritiers. Nous reprendrons la formule du paragraphe 2.3.1 : « *ni occulter, ni revendiquer* ». Mais, l'obligation dans laquelle ils se trouvent très tôt de composer avec cette genèse impose une certaine forme de reconnaissance et de critique. En témoigne le Conseil national de l'Ordre lui-même sur son site Internet : « *7 octobre 1940 : une loi du gouvernement de Vichy crée le « Conseil supérieur des médecins » qui s'avère un effecteur zélé de la période indigne de la discrimination*[296] ».

Contrairement aux médecins dont la loi institue explicitement un Ordre le 7 octobre 1940, l'Ordre des chirurgiens-dentistes, sous ce terme, n'existe qu'à partir de 1945. La section dentaire permet, à qui ne veut s'encombrer du passé, de nier l'existence d'une institution ordinale propre aux dentistes avant 1945. Sans délibérer de la légalité du régime de Vichy et des lois qu'il a promulguées, deux arguments peuvent être avancés. D'une part, il n'est, avant 1944, à aucun moment fait mention d'un « Ordre des chirurgiens-dentistes ». Au niveau national comme départemental, il n'est question, sur cette période que de la « section dentaire du Conseil de l'Ordre des médecins ».

D'autre part, et au-delà de la formule, la véritable position de subordination dans laquelle se retrouve la section dentaire vis-à-vis de l'Ordre des médecins, par la loi du 17 novembre 1941, puis du 10 septembre 1942, autorise le questionnement de son pouvoir décisionnaire. Dans la loi, la section dentaire et les dentistes appartiennent bel et bien à l'Ordre des médecins. Cela suffit-il à dégager la responsabilité de son implication, de sa docile collaboration aux entreprises de l'État français telles que le recensement et la discrimination des praticiens juifs et étrangers ? De toute évidence, non.

Des éléments permettent sinon d'avancer, au moins de se questionner sur la continuité qui existe entre la section dentaire de l'Ordre des médecins de 1941-1944, et l'Ordre des chirurgiens-dentistes de 1945. À commencer par le président Chactas Hulin. Le Dr Hulin, premier président de la section dentaire du Conseil supérieur de l'Ordre des médecins en 1941, devient président de l'Ordre des chirurgiens-dentistes en 1946, après les élections des Conseils départementaux qui ont lieu en décembre 1945. Le Dr Hulin est, à cette occasion, élu très confortablement membre du Conseil de la Seine. Il en va de même pour nombre de membres, de l'échelon national à

[296] CONSEIL NATIONAL DE L'ORDRE DES MÉDECINS. Historique [en ligne]. Paris : Conseil national de l'Ordre des médecins ; 2016 [cité le 5 novembre 2016]. Disponible sur : https://www.conseil-national.medecin.fr/historique-1209

l'échelon départemental. Le Dr Jacques Marandas fait la constatation suivante : « *Chez la plupart des élus aux Conseils départementaux de fin 1945, on retrouve les personnalités qui avaient été nommées en 1944 (suite à l'ordonnance du 11 décembre 1944) qui étaient à peu près les mêmes que celles élues au temps de la section dentaire fin 1943, ces mêmes personnes ayant déjà été nommées en décembre 1941 (suite à la loi du 17 novembre 1941)*[297]. »

Les similitudes se retrouvent également dans le fonctionnement des deux organismes. Tel est le cas des juridictions dont la première instance se tient devant un Conseil départemental, dont l'appel se fait au niveau national et le pourvoi en cassation devant le Conseil d'État. Dans les réalisations enfin, c'est bien la section dentaire qui, la première, publie un code de déontologie pour les chirurgiens-dentistes en France, met en place un système de prévoyance et développe les œuvres d'entraide confraternelles. Ces réalisations font aujourd'hui partie intégrante de l'identité de notre profession.

---

[297] MARANDAS J. *L'Ordre des chirurgiens dentistes.*, *op. cit.*, p. 98.

Conclusion

par

Drs Maxime Cournault & Xavier Riaud

Des traités médicaux antiques aux lois de la IIIe République, en passant par les édits des rois de France et les arrêtés de la Cour de Cassation, l'organisation de la chirurgie dentaire, en France, a connu une longue évolution. Pendant près de sept siècles, la reconnaissance de la singularité de la profession dentaire s'est accompagnée d'une forme d'émancipation de la tutelle des médecins.

Cela a débuté au XIIIe siècle par la querelle opposant médecins, chirurgiens et barbiers. Cela s'est poursuivi par la « guerre des dentistes » au XIXe siècle, en partie animée par les « médecins stomatologistes ». Cela a encore fait couler beaucoup d'encre lors de la courte existence de la section dentaire de l'Ordre des médecins.

L'ordonnance du 24 septembre 1945 s'inscrit dans cette histoire et dans cette émancipation. Elle trouve également sa place parmi les textes de loi qui ont défini et organisé notre profession, tel l'édit de Louis XIV, en 1699, qui reconnaît les experts pour les dents, ou la loi Brouardel, en 1892, qui crée le diplôme de chirurgien-dentiste, et inaugure la notion d'exercice illégal de la chirurgie dentaire.

Au milieu du XIXe siècle, débutent les réflexions sur la création d'un Ordre des médecins. Elles s'intensifient à partir de 1929. Les projets législatifs de 1847 et 1935 n'ayant pas abouti, c'est finalement le maréchal Pétain, chef de l'État français, qui, en 1940, puis 1941, promulgue les lois instituant l'Ordre des médecins et sa section dentaire. S'il est inexact d'affirmer que l'organisation ordinale des professions médicales, en France, n'existe que depuis 1945, il n'est pas juste non plus d'en faire une création originale de Vichy, sans considérer presque un siècle d'émulation autour de cette question.

Mais, plus difficile à assumer pour nos institutions actuelles qu'une création effective par un régime autoritaire et collaborationniste, est le fait que ni l'Ordre des médecins, ni la section dentaire de cet Ordre n'ont montré officiellement de désaccord avec la politique barbare menée par Vichy envers les praticiens juifs et étrangers. Ils n'ont pas non plus officiellement exprimé leur opposition aux mesures d'exclusion qui ont frappé leurs confrères et que le régime leur a enjoint d'appliquer docilement.

Le général de Gaulle et le gouvernement provisoire de la République française, en déclarant Vichy « *nul et non avenu* », ont pu recréer des Ordres « vierges » de cette ombre indélébile, mais, ce faisant, ils ont désolidarisé ce passé de l'histoire des professions qu'ils entendaient reconstruire.

Les actes législatifs promulgués entre 1940 et 1944 par le maréchal Pétain, à Vichy, ou par le général de Gaulle, à Alger puis à Paris, ont pourtant, à une certaine époque, organisé l'exercice de la chirurgie dentaire en France et précèdent directement la fameuse ordonnance.

Doit-on maintenir occulte cette période de l'histoire de notre profession ? Ou l'évoquer et l'accepter avec les responsabilités qui l'accompagnent ? Nous laissons ce choix difficile de répondre à ces deux interrogations à chacun. Toutefois, nous tenons à rappeler le dernier paragraphe du chapitre précédent qui nous semble pertinent et peut apporter des éléments de réponse.

« Le Dr Jacques Marandas, premier président du Conseil de l'Ordre des chirurgiens-dentistes, fait la constatation suivante : « Chez la plupart des élus aux Conseils départementaux de fin 1945, on retrouve les personnalités qui avaient été nommées en 1944 (suite à l'ordonnance du 11 décembre 1944) qui étaient à peu près les mêmes que celles élues au temps de la section dentaire fin 1943, ces mêmes personnes ayant déjà été nommées en décembre 1941 (suite à la loi du 17 novembre 1941)[298]. »

[298] MARANDAS J. *L'Ordre des chirurgiens dentistes.*, *op. cit.*, p. 98.

Les similitudes se retrouvent également dans le fonctionnement des deux organismes. Tel est le cas des juridictions dont la première instance se tient devant un Conseil départemental, dont l'appel se fait au niveau national et le pourvoi en cassation devant le Conseil d'État. Dans les réalisations enfin, c'est bien la section dentaire qui, la première, publie un code de déontologie pour les chirurgiens-dentistes en France, met en place un système de prévoyance et développe les œuvres d'entraide confraternelles. Ces réalisations font aujourd'hui partie intégrante de l'identité de notre profession. »

Si les deux institutions ne sont en aucun cas les mêmes, et encore moins assimilables, l'une disparue et annulée par le général de Gaulle lui-même et l'autre toujours pérenne, il existe bien des similitudes toutefois. Mais, cela s'arrête là. Les deux institutions sont clairement différentes et le législateur y a veillé. Il serait regrettable d'assimiler l'Ordre que nous connaissons à la section dentaire. Ce ne serait pas fondé, mais il serait fâcheux d'oublier les enseignements de l'histoire qui doivent participer au devoir de mémoire et servir comme garant d'une institution ordinale contemporaine objective, et juste.

Annexe

Hommage à Danielle Casanova (1909-1943), héroïne de la Résistance française

par Dr Xavier Riaud.

Danielle Casanova est née Vincentella Périni, à Ajaccio, en 1909 (Lamendin, 2007). Elle termine ses études secondaires dans l'école du Luc dans le Var. Après un bref séjour à Marseille, dans le lycée de Longchamp, elle part à Paris pour suivre les cours de l'Ecole dentaire, rue Garancière, en novembre 1927. Elle a une petite chambre rue Monge (http://www.curagiu.com (a), sans date). En 1927, à 18 ans, elle s'inscrit à l'Union fédérale des étudiants. C'est là qu'elle rencontre Laurent Casanova qu'elle épouse en 1933 (Riaud, 2007). Ce dernier est fait prisonnier en 1940. S'étant évadé, il assure d'importantes responsabilités dans la Résistance. Elle devient une des dirigeantes de l'Union fédérale des étudiants où elle dirige la section dentaire (Riaud, 2002). En 1928, elle adhère aux Jeunesses communistes et se fait appeler Danielle. Elle prend le secrétariat du groupe de la Faculté de médecine. Dans le même temps, elle poursuit ses études dentaires avec assiduité. En 1934, elle prend la direction du secrétariat de la nouvelle direction du mouvement. Elle fonde l'Union des jeunes filles de France en 1936. Ses études terminées, elle exerce à la clinique dentaire de la coopérative ouvrière « La Bellevilloise » et au dispensaire de Villejuif. En 1938, elle condamne le régime d'Hitler au congrès de New York (Riaud, 2007). En 1939, le parti communiste est interdit et entre en résistance. Sous l'Occupation, elle participe à la reconstruction du parti communiste clandestin et quand celui-ci s'engage dans la Résistance, c'est en tant que rédactrice de *La Voix des femmes* qu'elle mène des actions (Riaud, 2002). Le 15 février 1942, surveillée depuis longtemps, elle est arrêtée chez des amis à elle, les Politzer, qui vivent rue de Grenelle, par la police française. Elle refuse de parler. Elle est photographiée, examinée des pieds à la tête et emprisonnée au Dépôt jusqu'au 23 mars. Ce jour-là, elle rejoint la prison de la Santé où Danielle est isolée. Elle y reste pendant 5 mois et demi. Le 9 juin 1942, elle est interrogée par la Gestapo. Le 24 août 1942, elle arrive au Fort de Romainville où elle fait preuve d'une dévotion et d'une affection à l'encontre de ses compagnes de détention sans égal. A l'aide du seul livre qu'elle possède, Danielle donne des cours d'histoire. Le 11 novembre, elle organise une Marseillaise avec tous les détenus de la prison qui l'entonnent à 12h00. Elle met en place un petit carnet qui servira de petit journal clandestin. Elle organise des distributions de nourriture aux plus démunis (Durand, 1990). La jeune Corse fait partie du convoi du 24 janvier 1943 pour Auschwitz. 230 femmes dont Marie-Claude Vaillant-Couturier l'accompagnent (Paris-Musées, 2002). Le 27 janvier, elles entrent dans le camp pour femmes de Birkenau, en chantant la Marseillaise (Panstwowe Muzeum Auschwitz, 2003). Une gardienne SS demande s'il y a une dentiste parmi elles. Danielle quitte le groupe et rejoint le Revier (= Infirmerie) où elle travaille à la baraque réservée aux soins dentaires qui est divisée en trois pièces (une salle d'attente, une chambre meublée de trois lits pour le dentiste et ses deux assistantes, et le cabinet dentaire très bien aménagé aux dires de Danielle Casanova). Devenue une personnalité du camp (= Prominent), elle conserve ses cheveux. Elle a le numéro de matricule 31 655 tatoué sur son bras gauche. Son nom apparaît pour la première fois dans les registres du camp en date du 29 avril 1943 et il y fait mention de sa fonction de dentiste au camp de femmes de Birkenau (Panstwowe Muzeum Auschwitz, 2003 & Riaud, 2007).

La Docteur Adélaïde Hautval (Hautval, 1991), médecin, arrive au camp dans le même convoi qu'elle. « *Je la trouve toute changée, pâle, gonflée et je saurai que, toute la nuit, elle a pleuré, consciente du sort qui attendait les camarades. Comment y parer ? Avec une vision claire de l'avenir et des données possibles, elle se fixe tout un programme : leur procurer des « emplois », voler pour elles des médicaments, détourner les victuailles, prendre sur sa ration propre et surtout leur apporter jour après jour un soutien moral sûr et constant. Jusqu'au bout, Danielle restera fidèle à ce programme – toujours. Et cette fidélité sera la cause de sa mort, car, de nous toutes, c'est elle qui se trouvait dans les conditions de vie les plus favorables.* » Aussitôt arrivée, elle entre en contact avec l'organisation clandestine du camp. Elle parvient à faire sortir des informations du camp au péril de sa vie sur les horreurs s'y produisant (http://www.curagiu.com (b), sans date). Malgré des conditions de vie déplorables, elle a fait tout ce qu'elle pouvait afin d'aider ses compagnes malades (Riaud, 2002). Le 1er mai 1943, elle est prise d'une fièvre violente. Le médecin chef SS Dr Röder qui tenait à sa dentiste si efficace, la fait vacciner, mais trop tard. Elle meurt du typhus à Auschwitz, dans la nuit du 9 au 10 mai 1943. Son décès est annoncé dans les documents officiels du camp en date du 17 juin 1943 (Panstwowe Muzeum Auschwitz, 2003 & Riaud, 2007). Ce jour-là, toutes les déportées pleurent leur amie disparue. De nombreux tracts communistes annoncent sa mort et l'intention de représailles.

Aujourd'hui, Danielle Casanova reste un exemple de dévotion et d'abnégation remarquable dans le monde de la Déportation. Elle est aussi une figure légendaire de la Résistance française. Comme nous l'avons déjà vu, le Conseil national de l'Ordre des chirurgiens-dentistes est en 1945, par un arrêté du ministre de la Santé Publique. Le bulletin du nouvel organisme publie dans son numéro 1-2-3 de mai-juin-juillet 1945, une liste de « *Martyrs de la Profession* ». Le nom de Danielle Casanova y figure en tête de liste (Morgenstern, 1997-1998).

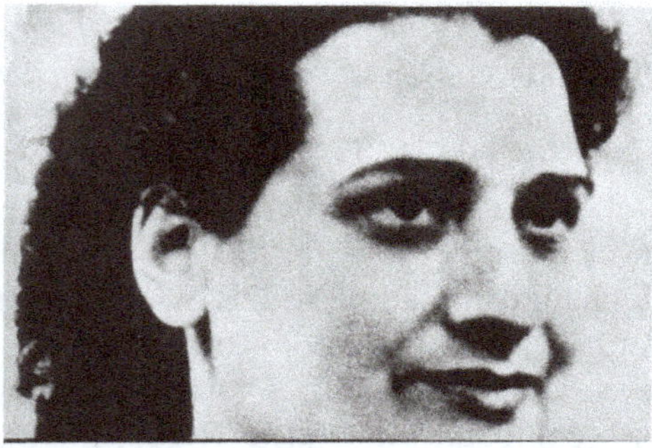

Mme Danielle Casanova (1909-1943) (FNDIRP, 2003).

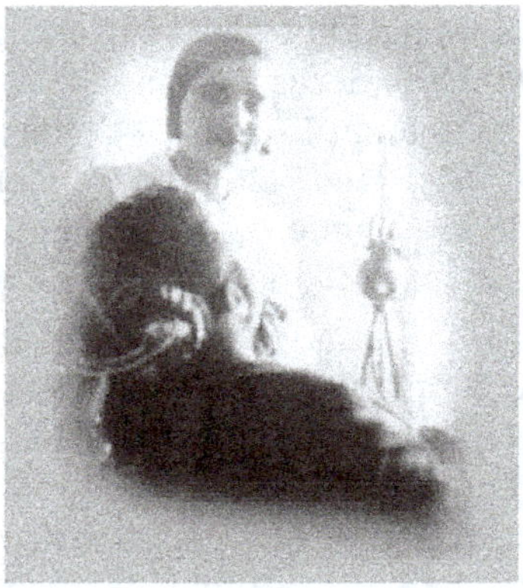

Danielle, chirurgien-dentiste (http://www.curagiu.com).

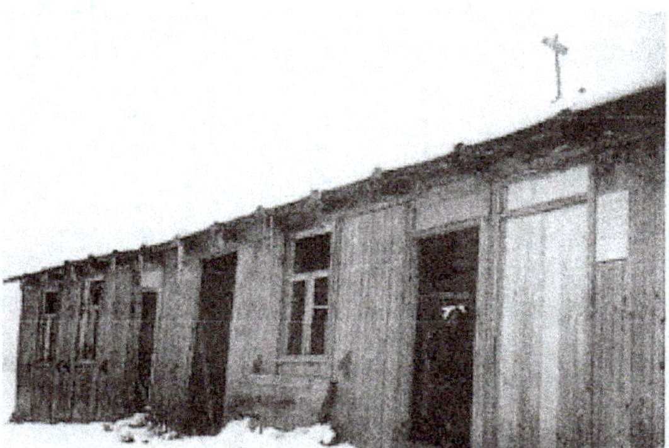

Cabinet dentaire d'Auschwitz-Birkenau (http://www.curagiu.com & Panstwowe Muzeum Auschwitz-Birkenau, 2009).

K. L. Auschwitz
K. L. Zahnstation

Auschwitz, den 29. April 1943.

Verzeichnis der in den Kdtr. und KL. Zahnstationen eingesetzten Häftlinge.

A. Kommandantur Zahnstation:

Behandlungsraum: als Helfer

Bohusiewicz	Miecislaus	geb. 4.12.96	Nr. 28791	Dentist	Pole
Krebs	Berthold	4. 6.13	103605	Zahntechn.	Jude
Kaliniewicz	Stanislaus	28. 1.88	12314	Schreiber	Pole

Laboratorium: als Zahntechniker

Vojtek	Felix	10.10.03	73025	Dentist	RD.
Szczesnowicz	Stanislaus	14. 7.00	9265	"	Pole
Oleksy	Stanislaus	11. 2.12	25082	"	Pole
Mikolajski	Zdzislaus	28. 9.93	9240	Zahntechn.	Pole
Januszewski	Edmund	11.11.07	3839	"	Pole
Nowacki	Josef	13. 3.13	18536	"	Pole

Sonderraum:

Kratz	Menne	16. 9.14	85908	Zahntechn.	Jude
Katz	Pinkus	15. 3.07	42173	"	Jude
Feldmann	Franz	10.12.10	36661	"	Jude

B. K. L. Zahnstation Stammlager Auschwitz:

Behandlungsraum :

Szuszkiewicz	Roman	24. 5.07	25122	Arzt u.Zahnarzt	Po
Krzywicki	Janusz	15. 9.07	74593	" "	Po
Glebowicz	Boleslaus	7. 3.20	57317	Schreiber	Po

Laboratorium:

Duzel	Ceslaus	23.12.20	3702	Zahntechniker	Po
Napierala	Thomas	14.12.11	84494	"	Po

Zweiglaboratorium:

Kordakiewicz	Stefanie	wbl.Hftl.	24.8.11.	32270	Zahntechn.	Po
Hermann	Fanny	" "	9.8.04	38434	"	Jü
Koczynska	Hedwig	" "	11.9.15	33318	"	J.

C. Zweigzahnstation Lager "B u n a :

Hermann	Willy	26. 2.08	89075	Dentist	VD
Happ	Hans	13. 3.01	81314	Zahnarzt	Ju

D. Zweigzahnstation Lager Jawischowitz :

Schweikert	Rudolf	9. 5.02	62890	Dentist	RD
Mosbach	Walter	27.12.99	85037	Zahnarzt	Ju
Alexander	Josef	20. 4.97	70038	"	Ju

E. Zweigzahnstation M.K.L. Birkenau:

Barnak	Beniamin	26. 3.14	42810	Zahnarzt	Ju
Rosenstock	Zandel	18. 8.18	32194	Zahntechniker	Ju

- 2 -

F. Zweigzahnstation Lager Golleschau:

Garbaciak	Josef	geb.23. 7.09	Nr. 76882	Dentist	Pole
Blunka	Alfred	8. 2.99	99660	Zahnarzt	Jude

G. Zigeunerlager Birkenau B.A. II. Zweigzahnstation:

Budny	Georg		30. 4.14	76897	Zahnarzt	Pole
Jablonowski	Anton		18. 5.98	4708	Stud.Dent.Inst.	Pole
[redacted]	Hedwig	wb.Hft.	28.11.27	Z. 562	Helferin	Zigeune
Friedrich	Ewa	" "	18.10.21	Z. 1589	"	Zigeune
Florian	Hilde	" "	9. 7.19	Z. 1797	"	Zigeune
[redacted]	Maria	" "	26. 3.25	Z. 2498	"	Zigeune

H. Zweigzahnstation F. L. Birkenau :

Casanova	Danielle	wb.Hftl.	9.1.09	31655	Zahnärztin	Französ
Hanel	Maria	" "	20.2. 10	38996	"	Jüdin
Baumatz	Irene	" "	1.12.17	27594	Zahntechnik.	Jüdin
Cajtak	Felina	" "	2. 4.19	26801	Dolmetscherin	Jüdin
Fischmann	Sonja	" "	25.11.21	24253	Schreiberin	RD.
Wahrburg	Ellen	" "	4.11.18	26661	Helferin	Jüdin
Silberstein	Hansi	" "	20.12.24	37215	Helferin	Jüdin

Der leitende Zahnarzt
beim K.L. Auschwitz

SS- Obersturmführer.

Camp de concentration d'Auschwitz Auschwitz, le 29.04.1943

Station dentaire du camp (Panstwowe Muzeum Auschwitz-Birkenau, 2003)

Liste des détenus employés dans les stations dentaires du poste de commandement et du camp .

A- Station du poste de commandement :

Cabinet de soins : assistants

Brohusiwicz	4.12.1896	dentiste non diplômé	Polonais
Krels	4.6.13	mécanicien dentaire	Juif
Kaliniewicz	28.1.88	secrétaire	Polonais

Laboratoire : mécaniciens dentaires

Vojtek	10.10.03	dentiste non diplômé	Allemand
Szczesmowicz	14.7.00	dentiste non diplômé	Polonais
Olekay	11.2.12	dentiste non diplômé	Polonais
Mikolajski	28.9.93	dentiste non diplômé	Polonais
Januszewski	11.11.07	mécanicien dentaire	Polonais
Nowacki	13.3.13	mécanicien dentaire	Polonais

B- Station dentaire du camp d'Auschwitz :

Cabinet de soins :

Szuskiewicz	24.5.07	médecin et dentiste	Polonais
Krzywicki	15.9.07	médecin et dentiste	Polonais
Glebowicz	7.3.20	secrétaire	Polonais

Laboratoire :

Duzel	23.12.20	mécanicien dentaire	Polonais
Napierala	14.12.11	mécanicien dentaire	Polonais

Filiale du Laboratoire :

Kordakiewicz	(détenue féminine)	mécanicienne dentaire	Juive
Hermann	(détenue féminine)	mécanicienne dentaire	Juive
Koezynska	(détenue féminine)	mécanicienne dentaire	Juive

C- Station dentaire affiliée – Camp de Buna :

Hermann	26.2.08	dentiste non diplômé	
Happ	13.03.01	dentiste	Juif

D- Station dentaire affiliée – Camp Jawischowitz :

Schweikert	9.5.02	dentiste non diplômé	Allemand
Mosbach	27.12.99	dentiste	Juif
Alexander	20.4.97	dentiste	Juif

E- <u>Station dentaire affiliée – Camp pour hommes de Birkenau</u> :

Baraneck	26.3.14	dentiste	Juif
Rosenstock	18.8.18	mécanicien dentaire	Juif

F- <u>Station dentaire affiliée – Camp Golleschau :</u>

Garbaciak	23.7.09	dentiste non diplômé	Polonais
Blunka	8.2.99	dentiste	Juif

G- <u>Station dentaire affiliée – Camp de tziganes Birkenau B.A.II :</u>

Budny	30.4.14	dentiste	Polonais
Jablonowski	15.8.98	étudiant dentaire	Polonais
____	(détenue féminine)	assistante	Tzigane
Friedrich	(détenue féminine)	assistante	Tzigane
Florian	(détenue féminine)	assistante	Tzigane
____	(détenue féminine)	assistante	Tzigane

H- <u>Station dentaire affiliée – Camp pour femmes Birkenau :</u>

Casanova Danielle (détenue féminine) 9.1.09 Matricule 31655 dentiste Française

Hanel	(détenue féminine)	dentiste	Juive
Baumatz	(détenue féminine)	mécanicienne dentaire	Juive
Cajtak	(détenue féminine)	traductrice	Juive
Fischmann	(détenue féminine)	secrétaire	Allemande
Wahrburg	(détenue féminine)	assistante	Juive
Silberstein	(détenue féminine)	assistante	Juive

Le dentiste en chef du camp de concentration de Auschwitz

SS-Obersturmführer

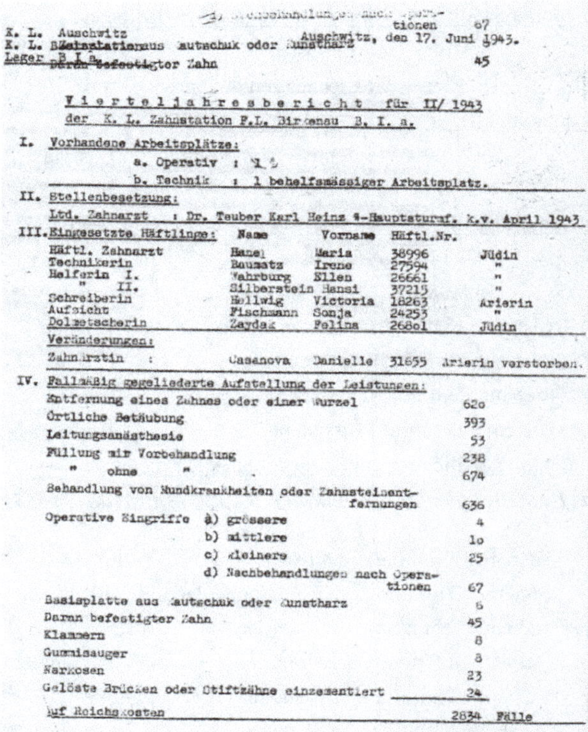

K. L. Auschwitz　　　　Auschwitz, den 17. Juni 1943.
K. L. Zahnstation
Lager B I a

Vierteljahresbericht für II/ 1943
der K. L. Zahnstation F.L. Birkenau B. I. a.

I. Vorhandene Arbeitsplätze:
　a. Operativ : 2
　b. Technik : 1 behelfsmässiger Arbeitsplatz.

II. Stellenbesetzung:
Ltd. Zahnarzt : Dr. Teuber Karl Heinz ᛋᛋ-Hauptsturmf. k.v. April 1943

III. Eingesetzte Häftlinge:

	Name	Vorname	Häftl.Nr.	
Häftl. Zahnarzt	Hanel	Maria	38996	Jüdin
Technikerin	Baumatz	Irene	27594	"
Helferin I.	Wahrburg	Ellen	26661	"
" II.	Silberstein	Hansi	37215	"
Schreiberin	Hellwig	Victoria	18263	Arierin
Aufsicht	Fischmann	Sonja	24253	"
Dolmetscherin	Zaydak	Felina	26801	Jüdin

Veränderungen:
Zahnärztin : Casanova Danielle 31655 Arierin verstorben.

IV. Fallmäßig gegliederte Aufstellung der Leistungen:

Entfernung eines Zahnes oder einer Wurzel		620
Örtliche Betäubung		393
Leitungsanästhesie		53
Füllung mit Vorbehandlung		238
" ohne "		674
Behandlung von Mundkrankheiten oder Zahnsteinentfernungen		636
Operative Eingriffe	a) grössere	4
	b) mittlere	10
	c) kleinere	25
	d) Nachbehandlungen nach Operationen	67
Basisplatte aus Kautschuk oder Kunstharz		6
Daran befestigter Zahn		45
Klammern		8
Gummisauger		8
Narkosen		23
Gelöste Brücken oder Stiftzähne einzementiert		24
Auf Reichskosten		2834 Fälle

Camp de concentration d'Auschwitz　　　　Auschwitz, le 17.06.1943

Station dentaire du camp (Panstwowe Muzeum Auschwitz-Birkenau, 2003)

Camp B.I. a

<u>Rapport trimestriel pour II/1943 de la station dentaire du camp pour femmes de Birkenau B.I. a :</u>

I. <u>Postes disponibles :</u>

a- chirurgical 2

b- technique 1 poste conformément aux directives

II. <u>Répartition des postes :</u>

dentiste en chef : Dr. Karl-Heinz Tauber, SS-Hauptsturmführer, depuis avril 1943

III. Détenus employés:

dentiste	Hanel	Juive
mécanicienne dentaire	Baumatz	Juive
assistante I	Wahrburg	Juive
assistante II	Silberstein	Juive
secrétaire	Hellwig	Arienne
surveillante	Fischmann	Arienne
traductrice	Zaydak	Juive

Modifications :

dentiste ***Casanova Danielle*** ***31655*** ***Arienne décédée***

IV. Liste des prestations réparties selon les cas :

Enlèvement d'une dent ou d'une racine	620
Anesthésie locale	393
Anesthésie générale	53
Plombage avec soins préliminaires	298
Plombage sans soins préliminaires	674
Soins de maladies buccales ou détartrage	636
Opérations a- grosses	4
b- moyennes	10
c- petites	25
d- soins post-opératoires	67
Supports en caoutchouc ou en résine artificielle	6
Dents fixées sur ces supports	45
Crochets	8
Ventouses	8
Anesthésies	23
Rescellement de bridges ou de dents sur pivot descellées	24
Aux frais du Reich	2834 cas

Références bibliographiques :

Durand Pierre, *Danielle Casanova, l'indomptable*, Messidor (éd.), Paris, 1990.

FNDIRP, Paris, 2003.

Hautval Adélaïde, *Médecine et crimes contre l'Humanité*, Actes Sud (éd.), Arles, 1991.

a/ http://www.curagiu.com, *Danielle Casanova – Danielle déportée le 21 janvier 1943 à Auschwitz sous le matricule 31655*, sans date, pp. 1-13.

b/ http://www.curagiu.com, *Danielle Casanova – De Vincentella à Danielle*, sans date, pp. 1-13.

Lamendin Henri, *Praticiens de l'art dentaire du XIVème au XXème siècle*, L'Harmattan (éd.), Collection Médecine à travers les siècles, Paris, 2007.

Morgenstern Henri, *La spoliation des dentistes juifs en France (1940-1945)*, Jean Touzot (éd.), Paris, 1997-1998.

Panstwowe Muzeum Auschwitz, Oswiecim, Pologne, 2002, 2003 et 2009.

Paris-Musées, *Destination Auschwitz des déportés tatoués*, Musées de la ville de Paris (éd.), Paris, 2002.

Riaud, Xavier, *Etude de la pratique odontologique et de ses déviances dans les camps de l'Allemagne nazie*, Thèse Doct. Epistémologie, Hist. Sciences & Techniques, Nantes, 2007.

Riaud Xavier, *La pratique dentaire dans les camps du IIIème Reich*, L'Harmattan (éd.), Collection Allemagne d'hier et d'aujourd'hui, Paris, 2002.

Remerciements

Je tiens à remercier le Dr Xavier Riaud pour son soutien dans la rédaction de ma thèse de doctorat et sa participation à mon jury de thèse, ainsi que pour tout le travail qu'il a réalisé pour que ce livre puisse voir le jour. Sans lui, rien n'aurait été possible. Il a cru en moi et a porté ce projet de toutes ses forces.

Je tiens à dire toute la gratitude que je porte aux enseignants de la Faculté dentaire de Nancy, membres de mon jury de thèse ou non. C'est grâce à eux que je suis devenu le dentiste que je suis aujourd'hui. Plus particulièrement, je souhaite remercier les membres de mon jury : le Pr Martrette, la Dr Clément et le Dr Engels-Deutsch.

Enfin, je tiens à dire aussi tout l'amour que j'ai pour ma famille et mes amis. Ils sont, au quotidien, le moteur de ma vie. Sans oublier bien sûr ma chère Coralie, mon âme sœur, mon âme cœur…

Références bibliographiques

- Références bibliographiques :

André-Bonnet J.-L. Histoire générale de la chirurgie dentaire. Paris : Société des Auteurs modernes ; 1910. 318 p.

Angot J. Fauchard et son œuvre : étude analytique et critique [thèse de doctorat]. Paris : Université Paris-Diderot ; 1985. 156 p.

Audibran J. L'Art du dentiste considéré chirurgicalement. Paris : Chez l'auteur ; 1844. 46 p.

Audibran J. Traité historique et pratique sur les dents artificielles incorruptibles, contenant les procédés de fabrication et d'application. Paris : Chez l'auteur ; 1821. 191 p.

Baron P. Recensement des dentistes au XVIIIe siècle. Méthodes, difficultés, erreurs, critiques. Actes de Congrès, Société française d'histoire de l'art dentaire. 1998 ; (3) : 4-21.

Baron P., Henry G. Les Gaulard : parmi les premiers experts pour les dents. Actes de la Société française d'histoire de l'art dentaire. 2012 ; (17) : 24-31.

Bertrand M. William T.G. Morton et Horace Wells : deux chirurgiens-dentistes, deux figures marquantes de l'anesthésiologie [thèse d'exercice]. Nancy : Université Henri Poincaré ; 2010. 116 p.

Bertrand T. Orviétan et pratique de l'art dentaire en France aux 17ème et 18ème siècles [thèse d'exercice]. Nancy : Université Henri Poincaré ; 2010. 77 p.

Besombes A. Histoire de l'art dentaire du XVIIIe siècle à l'époque contemporaine. Dans : Martigny M. Histoire de la médecine, de la pharmacie, de l'art dentaire et de l'art vétérinaire, Tome 8. Paris: Société française d'éditions professionnelles médicales et scientifiques Albin Michel/Laffont/Tchou ; 1980. 271-305.

Bondois P.-M. Une victoire féministe en 1740 : La première maîtresse-dentiste, Madeleine-Françoise Calais. Bulletin de la Société d'histoire de la pharmacie. 1928 ; 16 (57) : 26-30.

Bourel G., Chevallier M., Guillausseau A., Joubert G. L'histoire de France des origines à nos jours. Paris : Hatier ; 2015. 429 p.

Bourquelot L. Le congrès médical de France : défense d'une profession libérale sous la Monarchie de Juillet. Annales de Bretagne et des pays de l'Ouest. 1979 ; 86 (2) : 301-312.

Buchez P.-J.-B., Roux P.-C. Histoire parlementaire de la Révolution française ou Journal des assemblées nationales, depuis 1789 jusqu'en 1815. Paulin ; 1834. 502 p.

Cadras G., Samson C., Nordmann M.-E., Vaillant Couturier M.-C. Une vie, un exemple... Danielle Casanova. Paris : Union des Femmes françaises ; 1945. 36 p.

Cibrie P. L'Ordre des médecins. Paris : Laboratoires Midy ; 1935. 115 p.

Communauté des Maîtres Chirurgiens Jurez de Paris. Statuts pour la Communauté des Maîtres Chirurgiens Jurez de Paris : chez la V. de P. & Louis Colin ; 1701. 59 p.

Congrès médical de France. Journal officiel du congrès médical. La Lancette française Gazette des hôpitaux civils et militaires. 15 novembre 1845 ; Tome VII (137) : 549-550.

Conseil national des chirurgiens-dentistes. Bulletin du conseil national des chirurgiens-dentistes. Paris : R. Lépine ; 1944-1949.

Corniou M. Organisation de la profession dentaire. L'Information Dentaire. 11 janvier 1942 ; (1-2) : 9-11.

Coste J. Théâtre et Pont (-Neuf). Charlatans et arracheurs de dents à Paris, 1580-1625. Dans : Collard F. Samama E. Dents, dentistes et art dentaire. Paris : L'Harmattan ; 2013. 366 p.

Deltombe X. Février 1827 : Marie Delpeuch, femme dentiste. Le Chirurgien-Dentiste de France. 1er février 1996 ; (781) : 37-42.

Des Essarts N.-T. Dictionnaire universel de police. Paris : chez Moutard ; 1786. 604 p.

Devers G. La médecine sous Vichy, étude de législation 1940-1944. Droit, déontologie et soin. 2008 ; 8 (2) : 134-160.

Durand B., Le Crom J.-P., Somma A. Le droit sous Vichy. Frankfurt am Main, Allemagne : V. Klostermann ; 2006. 498 p.

Duvergier J.-B. Collection complète des lois, décrets, ordonnances, règlements, avis du Conseil d'État. Paris : A. Guyot et Scribe ; 1836. 372 p.

Fauchard P. Le Chirurgien-Dentiste ou Traité des Dents. 2e éd. Paris : P.-J. Mariette ; 1746. 494 p.

Faure O. Les Français et leur médecine au XIXe siècle. Paris : Belin ; 1993. 316 p.

Fournel J.-F. Histoire des avocats au parlement et du barreau de Paris. Paris : Maradan ; 1813. 447 p.

France. Loi du 30 janvier 1943 sur la création et le statut de la milice française. J. O. du 31 janvier 1943, p. 290.

France. Loi du 10 septembre 1942 relative à l'Ordre des médecins et à l'organisation des professions médicale, et dentaire. J. O. du 18 septembre 1942, p. 3185.

France. Loi du 26 novembre 1941 modifiant la loi du 7 octobre instituant l'Ordre des médecins. J. O. du 29 novembre 1941, p. 5143.

France. Loi du 22 novembre 1941 qui abroge et remplace la loi du 16 août 1940. J. O. du 29 novembre 1941, p. 5142.

France. Loi du 17 novembre 1941 organisant l'exercice de la profession dentaire. J. O. du 6 décembre 1941, p. 5271.

France. Loi du 2 août 1941 modifiant l'article 18 de la loi du 7 octobre 1940 instituant l'Ordre des médecins. J. O. du 3 août 1941, p. 3238.

France. Loi du 31 juillet 1941 relative à l'application de l'article 1er de la loi du 26 mai 1941 aux chirurgiens-dentistes. J. O. du 3 août 1941, p. 3238.

France. Loi du 22 juillet 1941 relative aux entreprises, biens et valeurs appartenant aux juifs. J. O. du 26 août 1941, p. 3594.

France. Loi du 21 juin 1941 portant sur les conditions d'admission des étudiants juifs dans les établissements d'enseignement supérieur. J. O. du 24 juin 1941, p 2628.

France. Loi du 2 juin 1941 remplaçant la loi du 3 octobre 1940, portant statut des juifs. J. O. 14 juin 1941, p. 2475.

France. Loi du 26 mai 1941 modifiant les lois des 30 novembre 1892 et 26 juillet 1935 sur l'exercice de la médecine et de l'art dentaire. J. O. du lundi 9 juin 1941, p. 2390.

France. Loi du 29 mars 1941 créant un commissariat général aux questions juives. J. O. du 31 mars 1941, p. 1386.

France. Loi du 7 octobre 1940 instituant l'Ordre des médecins. J. O. du 26 octobre 1940, p. 5430.

France. Loi du 3 octobre 1940 portant statut des juifs. J. O. du 18 octobre 1940, p. 5323.

France. Loi du 16 août 1940 sur l'obligation de la nationalité française pour l'exercice des professions de médecin, chirurgien-dentiste ou pharmacien en France. J. O. du 19 août 1940, p. 4735.

France. Loi du 30 novembre 1892 sur l'exercice de la médecine. J. O. du jeudi 1er décembre 1892, p. 5749.

France. Ordonnance du 24 septembre 1945 relative à l'exercice et à l'organisation des professions de médecin, de chirurgien-dentiste et de sage-femme. J. O. du 28 septembre 1945, p. 6093.

France. Ordonnance du 18 janvier 1945 relative à l'épuration des médecins, dentistes et sages-femmes. J. O. du vendredi 19 janvier 1945, p. 260.

France. Ordonnance du 11 décembre 1944 créant des organismes transitoires de gestion pour les professions médicales et para-médicales. J. O. des lundi 11 et mardi 12 décembre 1944, p. 1836.

France. Décret n° 2004-802 du 29 juillet 2004. J. O. du 8 août 2004.

France. Décret du 18 octobre 1943 portant suppression de l'Ordre des médecins. J. O. du jeudi 21 octobre 1943, p. 212.

France. Décret du 5 juin 1942 en ce qui concerne les juifs, la profession de chirurgien-dentiste. J. O. du 11 juin 1942, p. 2037.

France. Décret du 19 décembre 1941 nommant les membres de la section dentaire du Conseil supérieur de l'Ordre des médecins. J. O. du 26 décembre 1941, p. 5550.

France. Décret du 11 août 1941 en ce qui concerne les juifs, la profession de médecin. J. O. du 6 septembre 1941, p. 3787.

France. Décret du 30 octobre 1940 nommant les membres du Conseil supérieur de l'Ordre des médecins. J. O. du 31 octobre 1940, p. 5488.

France. Arrêtés du 3 février 1945 fixant la composition des commissions des praticiens de l'art dentaire et des sages-femmes complétant le Conseil supérieur des médecins. J. O. du 7 février 1945, p. 605.

Gatti M. La querelle des barbiers, chirurgiens et médecins (XIIIe-XVIIIe siècles). [thèse d'exercice]. Nancy : Université de Lorraine ; 2014. 94 p.

Gaudry J.-A.-J. Histoire du barreau de Paris depuis son origine jusqu'à 1830. Paris : A. Durand ; 1864. 595 p.

Holstein D. Je ne vous oublierai jamais, mes enfants d'Auschwitz… Paris : Edition n° 1 ; 1995. 142 p.

Jones C. La non-modernité de Pierre Fauchard. Dans : Collard F. Samama E. Dents, dentistes et art dentaire. Paris : L'Harmattan ; 2013. 366 p.

Lamendin H. Petites histoires de l'art dentaire d'hier et d'aujourd'hui (Anecdodontes). Paris : L'Harmattan ; 2006. 200 p.

Lançon P. Du bistouri à l'action politique : le destin mouvementé du chirurgien ruthénois Urbain Hémard (vers 1548-1592). Actes de la Société française d'histoire de l'art dentaire, 2012 ; (17) : 17-23.

Le Bas P., Lemaître A.-F. Dictionnaire encyclopédique de la France, Tome 2. Paris : Firmin Didot frères ; 1840. 699 p.

Le Rat de Magnitot A., Huard-Delamarre. Dictionnaire de droit public et administratif. Paris : Joubert ; 1837. 708 p.

Lecouturier Y. Shoah en Normandie. Le Coudray-Macouard : Cheminements ; 2004. 284 p.

Leriche R. Souvenirs de ma vie morte. Paris : Le Seuil ; 1956. 252 p.

Louis XV. Lettres patentes en forme d'édit portant règlement pour le Collège de chirurgie de Paris, le 10 mai 1768, Paris : Imprimerie royale, 1768. 44 p.

Marandas J. L'Ordre des chirurgiens-dentistes [thèse de 3ème cycle]. Paris : Université René Descartes ; 1973. 281 p.

Marrus M., Paxton R. Vichy et les juifs. Calmann-Lévy ; 2015. 601 p.

Morgenstern H. Documents pour servir à l'histoire des cabinets dentaires des juifs, chirurgiens-dentistes et stomatologistes, de Paris et de ses environs (1940-1945). Paris : J. Touzot libraire éditeur ; 1999. 801 p.

Morgenstern H. Les dentistes français au XIXe siècle. Paris : L'Harmattan ; 2009. 239 p.

Nahum H. La médecine française et les Juifs 1930-1945. Paris : L'Harmattan ; 2006. 412 p.

Ordre national des médecins. Bulletin de l'Ordre des médecins. Paris : Masson ; 1941-1943.

Pincemin J., Laugier A. Les médecins. Revue française de science politique. 1959 ; 9 (4) : 881-900.

Pouillard J. L'Ordre des médecins. Paris : Éd. Glyphe ; 2011. 427 p.

Rappeli S. Essai sur la nature des travailleurs indépendants français : une approche socioéconomique. [thèse de doctorat]. Orléans : Université d'Orléans ; 2011. 358 p.

Rémy D. Les lois de Vichy. Paris : Romillat ; 1992. 256 p.

Riaud X. Histoires de la médecine bucco-dentaire. Paris : L'Harmattan ; 2010. 142 p.

Rivière H.-F., Helie F., Pont P.-J., Waiss A. Codes français et lois usuelles. Paris : Librairie générale de Droit et de Jurisprudence ; 1913. 3026 p.

Roger J. Médecins chirurgiens et barbiers. Paris : G. Steinheil ; 1894. 95 p.

Rogers W. La buccomancie. Paris : G. Baillière ; 1851. 270 p.

Rouot J. L'art dentaire dans l'Antiquité. Dans : Martigny M. Histoire de la médecine, de la pharmacie, de l'art dentaire et de l'art vétérinaire, Tome 2. Paris : Société française d'éditions professionnelles médicales et scientifiques Albin Michel/Laffont/Tchou ; 1977. pp. 123-137.

Ruel-Kellermann M. À propos des biographies de Pierre Fauchard. Actes de la Société française d'histoire de l'art dentaire. 2011 ; (16) : 32-36.

Salle E. Encyclopédie des sciences médicales ou Traité général, méthodique et complet des diverses branches de l'art de guérir. Paris : Bureau de l'Encyclopédie ; 1835. 403 p.

Salvandy N.-A. Projet de loi sur l'enseignement et l'exercice de la médecine et de la pharmacie, avec l'exposé des motifs. Paris : V. Masson ; 1847. 72 p.

Schatzman B. Journal d'un interné : Compiègne, Drancy, Pithiviers : 12 décembre 1941 - 23 septembre 1942. Volume 1. Paris : Le Manuscrit ; 2005. 527 p.

Schatzman B. Journal d'un interné : Compiègne, Drancy, Pithiviers : 12 décembre 1941 - 23 septembre 1942. Volume 2. Paris : Le Manuscrit ; 2005. 337 p.

Section dentaire du Conseil national de l'Ordre des médecins. Bulletin de la Section dentaire du Conseil national de l'Ordre des médecins. Paris : R. Lépine ; 1943-1944.

Sionneau S. Les médecines illégales et les médecines populaires en France au XIXe siècle, avec l'exemple du Maine-et-Loire [thèse de doctorat]. Angers : Université d'Angers ; 2013. 419 p.

Sur B., Sur P.-O. Une histoire des avocats en France. Paris : Dalloz ; 2014. 387 p.

Teilhard de Chardin P., Wildiers M. L'avenir de l'homme. Paris : Éd. du Seuil ; 1959. 405 p.

Thoinot L. La vie et l'œuvre de Paul Brouardel (1837-1906). Dans : Annales d'hygiène publique et de médecine légale. Paris : J.-B. Baillière ; 1906. pp. 193-235.

Trioulaire A. Sainte Apolline, réalité du martyre et utopie de la légende. Étude du culte d'une sainte et de son étendue. [thèse d'exercice]. Nancy : Université de Lorraine ; 2013. 332 p.

Vidal F. Regards sur la législation chirurgicale au XVIIIe siècle. Le Chirurgien-Dentiste de France. 11 septembre 1997 ; (855) : 38-46.

Vidal F., Caron P., Granier D., Morgenstern H. Histoire d'un diplôme (10). Le Chirurgien-Dentiste de France. 12 novembre 1992 ; (631).

Vidal F., Caron P., Granier D., Morgenstern H. Histoire d'un diplôme (9). Le Chirurgien-Dentiste de France. 8 octobre 1992 ; (626).

Vidal F., Caron P. La loi du 14 frimaire an III. Le Chirurgien-Dentiste de France. 18 janvier 1990 ; (502) : 18-24.

Vidal F. Enseignement et organisation de la médecine et de la chirurgie sous l'Ancien Régime. Le Chirurgien-Dentiste de France. 14 janvier 1982 ; (141) : 11-18.

Vidal F. L'Édit royal de mai 1699 - une date capitale pour l'odontologie. Le Chirurgien-Dentiste de France. 3 septembre 1981 ; (123) : 25-37.

Villey R. La Médecine latine, Galien. Dans : Martigny M. Histoire de la médecine, de la pharmacie, de l'art dentaire et de l'art vétérinaire, Tome 2. Paris : Société française d'éditions professionnelles médicales et scientifiques. Albin Michel/Laffont/Tchou ; 1977. pp. 11-40.

Westphal A. Armand, René et Armand Rosenthal : une famille au service de l'Institut dentaire de la faculté de médecine de Nancy. Actes de la Société française d'histoire de l'art dentaire. 2012 ; (17) : 36-40.

Westphal A. Les débuts de l'enseignement dentaire public à Nancy après la loi Brouardel de 1892. Actes de la Société française d'histoire de l'art dentaire. 2008 ; (13) : 44-47.

- Références bibliographiques électroniques :

Centre national des ressources textuelles et lexicales CNRTL. Définition de CHARLATAN [en ligne]. [cité le 13 février 2016]. Disponible sur : http://www.cnrtl.fr/lexicographie/charlatan.

Centre national des ressources textuelles et lexicales CNRTL Etymologie de BARREAU [en ligne]. [cité le 7 juillet 2016]. Disponible sur : http://www.cnrtl.fr/etymologie/barreau.

Chambre des Pairs. Projet de loi sur l'enseignement et l'exercice de la médecine et sur l'enseignement de la pharmacie, amendé par la Commission de la Chambre des Pairs [en ligne]. Paris : BIU Santé [cité le 27 novembre 2016]. Disponible sur : http://www.biusante.parisdescartes.fr/histoire/medica/resultats/?p=377&cote=90182x1847x02&do=page.

Conseil national de l'Ordre des médecins. Historique [en ligne]. Paris : Conseil national de l'Ordre des médecins ; 2016 [cité le 3 octobre 2016]. Disponible sur : https://www.conseil-national.medecin.fr/historique-1209.

Conseil national de l'Ordre des sages-femmes. Histoire [en ligne]. Paris : Conseil national de l'Ordre des sages-femmes ; 2016 [cité le 3 octobre 2016]. Disponible sur : http://www.ordre-sages-femmes.fr/ordre/histoire/.

Larousse É. Encyclopédie Larousse en ligne - Ancien Régime [en ligne]. [cité 8 avril 2016]. Disponible sur: http://www.larousse.fr/encyclopedie/divers/Ancien_Régime/105343.

La Gazette médicale de Paris : journal de médecine et des sciences accessoires - 1847, série 3, n° 02 [en ligne]. Paris : BIU Santé [cité le 9 juillet 2016]. Disponible sur: http://www.biusante.parisdescartes.fr/histoire/medica/resultats/?p=550&cote=90182x1847x02&do=page

Legent F. Une brève histoire de la stomatologie [en ligne]. Paris : BIU Santé ; 2012 [cité le 11 mai 2016]. Disponible sur: http://www.biusante.parisdescartes.fr/histoire/medica/orl/i.php

Légifrance. Ordonnance du 9 août 1944 [en ligne]. [cité le 20 octobre 2016]. Disponible sur: https://www.legifrance.gouv.fr/affichTexte.do?cidTexte=LEGITEXT000006071212.

Loyenet J.-F. Les dentistes américains à Paris au XIXe siècle [en ligne]. Paris : BIU Santé [cité le 24 mars 2016]. Disponible sur: http://www.biusante.parisdescartes.fr/sfhad/vol2/art09/article.htm.

Ordre des avocats de Paris. Un peu d'histoire [en ligne]. Paris : Ordre des avocats de Paris [cité le 12 juin 2016]. Disponible sur : http://www.avocatparis.org/entre-nous/culture/notre-histoire-commune/un-peu-dhistoire.

Ordre national des Chirurgiens-Dentistes. Attributions de l'Ordre [en ligne]. Paris : Conseil national de l'Ordre des chirurgiens-dentistes ; 2016 [cité le 3 octobre 2016]. Disponible sur : http://www.ordre-chirurgiens-dentistes.fr/lordre/attributions-de-lordre.html.

Riaud X. Antoine François Fourcroy (1755-1809), médecin et comte d'Empire, réformateur et promoteur de l'enseignement hospitalo-universitaire en France [en ligne]. [cité le 19 décembre 2016]. Disponible sur : http://www.histoire-medecine.fr/napoleon-et-la-medecine-article-antoine-francois-fourcroy.php.

Riaud X. Hommage à Danielle Casanova (1909-1943), héroïne de la Résistance française [en ligne]. [cité le 22 novembre 2016]. Disponible sur : http://histoire-medecine.fr/seconde-guerre-mondiale/casanova.pdf.

Rinuy. Les conseils de famille. La Presse médicale. 25 novembre 1931. p. 94 [en ligne]. Paris : BIU Santé [cité le 9 juillet 2016]. Disponible sur: http://www.biusante.parisdescartes.fr/histoire/medica/resultats/index.php?p=1741&cote=100000x1931xartorig&do=page.

Ruel-Kellermann M., Baron P. Pierre Fauchard (1678-1761), chirurgien-dentiste français [en ligne]. Paris : BIU Santé [cité le 7 mars 2016]. Disponible sur: http://www.biusante.parisdescartes.fr/fauchard/debut.htm.

Ruel-Kellermann M. Hémard Urbain (1548 ?-1618 ?), Recherche de la vraye anathomie des dents [en ligne]. Paris : BIU Santé [cité le 20 mars 2016]. Disponible sur: http://www.biusante.parisdescartes.fr/histoire/medica/odontologie/urbain.php.

Sauvé J.-M. Rétablir la légalité républicaine [en ligne]. Paris : Conseil d'État ; 2014 [cité le 8 novembre 2016]. Disponible sur : http://www.conseil-etat.fr/Actualites/Discours-Interventions/Retablir-la-legalite-republicaine.

Serre R. Blessés et soignants de l'hôpital de la grotte de la Luire. Contexte historique [en ligne]. Fondation de la Résistance ; 2013 [cité le 29 décembre 2016]. Disponible sur : http://museedelaresistanceenligne.org/media581-BlessA#fiche-tab.

Vidal F. Regards sur l'histoire de l'art dentaire, de l'époque romaine à nos jours [en ligne]. [cité le 05 mars 2016]. Disponible sur: http://www.academiedentaire.fr/attachments/0000/0095/CH_VIDAL.pdf.

Table des matières

MÉDECINE, PHARMACIE, PARAMÉDICAL, MÉDECINE VÉTÉRINAIRE,

HISTOIRE DE LA MÉDECINE AUX ÉDITIONS L'HARMATTAN

Dernières parutions

LA NEUROCHIRURGIE EN AUVERGNE
Quarante années fondatrices (1953-1993)
Jacques Chabannes
Préface de François Resche
A partir de 1950 la neurochirurgie connait un véritable essor et s'organise au sein des structures hospitalières des grandes villes. Jacques Chabannes nous présente la période fondatrice de la neurochirurgie à Clermont-Ferrand, ainsi que ses principaux acteurs. Un témoignage unique puisque l'auteur a rencontré ces premiers neurochirurgiens, a été formé par eux et à contribué lui-même à l'essor de cette spécialité, tant sur le plan national qu'international.
(Coll. Médecine à travers les siècles, 124 p., 14 euros)
ISBN : 978-2-343-14768-0, EAN EBOOK : 9782140087899

LA MÉDECINE TRADITIONNELLE À MADAGASCAR
Pierrette Ravaonirina Mbola Morel
Préface de Louis Mansaré Marikandia
La médecine traditionnelle dispose d'un environnement magique et fascinant, relaté dans cet ouvrage à travers de multiples expériences de terrain, incluant sources orales et iconographie. Le lecteur est invité à découvrir les méthodes employées par les tradipraticiens, dont le but commun est de faire découvrir la santé à leurs semblables. Il est question ici d'interroger le rôle et le devenir de cette pratique en tant que système de soins dans le cadre d'une multithérapie, pour donner aux patients le choix d'une rencontre entre tradition et modernité.
(504 p., 45 euros)
ISBN : 978-2-343-12728-6, EAN EBOOK : 9782140045561

LIVE SURGERY
Alerte sur une pratique médicale dangereuse
Philippe Liverneaux
Une « Live Surgery » est une chirurgie en direct. Ainsi, pendant un congrès de chirurgie, une opération est retransmise sur grand écran. Tout en opérant, le chirurgien répond aux questions de la salle. Les opérations chirurgicales ont toujours attiré un public avide de sensations fortes et inspiré de nombreux artistes. Aujourd'hui, des sociétés savantes ferment les yeux sur la « Live Surgery », malgré des complications voire des morts en direct. Cet essai a pour but de lancer une alerte sur les risques encourus par les patients au cours d'une telle pratique. Faut-il interdire ou règlementer la « Live Surgery »?
(Coll. Ethique et pratique médicale, 110 p., 13 euros)
ISBN : 978-2-343-15466-4, EAN EBOOK : 9782140097454

HISTOIRE DE LA RELATION MÉDECIN-MALADE

Analyse autour des concepts d'information, de consentement et d'autonomie du patient

Sous la direction de Élodie Petitjean et Olivier Petitjean - Préfaces de Stéphanie Hennette-Vauchez et de François Bricaire

Le présent livre épluche la jurisprudence et recueille de nombreux témoignages pour prendre le lecteur par la main et le faire voyager au travers des siècles, du Moyen Âge jusqu'à aujourd'hui, avec quelques étapes marquantes, notamment : les grands procès fondateurs de la responsabilité médicale, la pleine autonomie existe-t-elle ?, le patient souhaite-t-il toujours être informé ?, le refus de consentir, le malade psychiatrique, le sujet dément, la protection du volontaire lors des essais cliniques, les préjudices subis, quelle information donner ?, comment et sous quelle forme ?

(Coll. Ethique et pratique médicale, 1080 p., 70 euros)

ISBN : 978-2-343-15238-7, EAN EBOOK : 9782140097447

LES SARCOMES OSSEUX CHEZ L'ENFANT

Une longue histoire

Michel A. Germain

Préambule du Professeur Georges Casanova - Préface du Professeur Dominique Poitout

À travers une approche historique précise qui rappelle qui est Ewing, le découvreur d'un type de sarcome infantile, et quels sont les différents éléments et autres acteurs intervenus dans la thérapeutique de cette pathologie. L'auteur s'attarde ici sur les transplants autologues de fibula vascularisée qu'il a utilisés précocement. Dans une analyse critique et historienne des procédés chirurgicaux fréquemment utilisés, il expose sa technique propre tant pour les membres que pour la mandibule. Xavier Riaud

(Coll. Médecine à travers les siècles, 172 p., 18 euros)

ISBN : 978-2-343-15315-5, EAN EBOOK : 9782140095504

INDUSTRIE PHARMACEUTIQUE : QUEL AVENIR ?

L'exemple de l'Algérie

Lillia Arezki

Préface de Thierry Garcin

Le marché du médicament est un enjeu économique, sociétal et éthique majeur dans l'industrie, mais la mondialisation contraint les firmes pharmaceutiques à rechercher de nouveaux marchés. Cependant, ce secteur situé au coeur des innovations technologiques est soumis à des règles strictes ; les stratégies d'implantation dans ces nouveaux marchés doivent donc être finement définies, notamment dans les pays émergents. Cette étude apporte des éléments de réponse en prenant le cas particulier de l'Algérie, pays monoculture ayant les hydrocarbures pour seule réelle ressource.

(Coll. Raisonance, 170 p., 18 euros)

ISBN : 978-2-343-15299-8, EAN EBOOK : 9782140095351

LES MOTS DE LA PHARMACIE

Une histoire linguistique de la pharmacie

Tithnara Sun

La place du pharmacien doit se discuter en considérant l'histoire de ses activités. Les conceptions attachées au médicament au cours des derniers millénaires sont accessibles par le vocabulaire fondamental de la pharmacie, par les mots désignant le médicament ainsi que le lieu, l'art ou la science, et le professionnel qui lui sont associés. Dans la perspective des enjeux de la définition de la pharmacie, cet ouvrage analyse ce vocabulaire dans plusieurs langues, son histoire et son interprétation.

(Coll. Acteurs de la Science, 304 p., 30 euros)

ISBN : 978-2-343-15202-8, EAN EBOOK : 9782140095016

L'INFORMATION DU PATIENT EN MÉDECINE NUCLÉAIRE

Dire et comprendre

Jean-Marc Israël

Lorsqu'un malade bénéficie d'un examen d'imagerie médicale, il semble indispensable qu'il en connaisse le résultat. Comment aborder le patient, que lui dire, et qui peut ou doit lui parler ? Cette version particulière du colloque singulier, de la rencontre malade-médecin, impose une réflexion qui aborde aussi bien les notions légales ou réglementaires qu'un regard sur la psychologie du patient, les angoisses éventuelles des soignants ou les nécessités médico-économiques qui s'imposent au monde de la santé.

(Coll. Ethique et pratique médicale, 104 p., 12,5 euros)

ISBN : 978-2-343-14795-6, EAN EBOOK : 9782140094293

VOYAGE À TRAVERS LA PSYCHIATRIE STÉPHANOISE 1975-2015

De l'envie de changer le monde à l'imagerie cérébrale

Gilles Damas Froissart

Voici un panorama des idées, des techniques, et des conceptions des soins. Il met en perspective le passage du modèle asilaire à la prise en charge de la personne ; et examine l'évolution de la pédopsychiatrie publique et associative dans ses réussites et les déchirements. L'auteur interroge également l'avenir de la discipline et ses enjeux : comment réguler l'augmentation des demandeurs aux urgences psychiatriques ? Quelle place accorder à la psychiatrie médicolégale ? Comment soigner les nouvelles pathologies addictives et avec quels moyens financiers ? Quelle place accorder à la psychanalyse dans la formation des psychiatres ?

(Coll. Ethique et pratique médicale, 212 p., 21,5 euros)

ISBN : 978-2-343-14797-0, EAN EBOOK : 9782140092244

HISTOIRE DE LA FACULTÉ DE MÉDECINE ET DES HÔPITAUX DE LILLE

Philippe Scherpereel, Marc Decoulx, Gérard Biserte

La Faculté de médecine de Lille fut créée en 1875. Bien avant la loi Debré, les concepteurs du Centre hospitalier universitaire de Lille eurent l'idée de réunir en un même lieu l'hôpital et la faculté qui constituent, après bien des mutations racontées dans cet ouvrage, l'un des principaux CHU et la plus importante faculté de médecine de France. Après avoir rappelé l'histoire de Lille et de ses hôpitaux, l'ouvrage abordera le développement des disciplines universitaires médicales et la vie des enseignants.

(Coll. Médecine à travers les siècles, 394 p., 38,5 euros)

ISBN : 978-2-343-14857-1, EAN EBOOK : 9782140093784

FÉMININ PLURIEL

Mémoires et réflexions d'un accoucheur gynécologue

Tanguy Kervran

À travers une expérience de 35 ans de vie professionnelle comme obstétricien, Tanguy Kervran nous invite à partager ses souvenirs, ses réflexions, ses interrogations, ses émotions, relatives aux prodiges de la grossesse et de la naissance. Il s'interroge sur l'évolution de la gynécologie et obstétrique. Il souligne à travers son expérience l'intrication entre la santé et la maladie, le corps et l'esprit.

(Coll. Ethique et pratique médicale, 304 p., 29 euros)

ISBN : 978-2-343-14149-7, EAN EBOOK : 9782140093111

FRÉDÉRIC CHOPIN (1810 - 1849)

Un musicien de génie atteint d'une maladie rare, la mucoviscidose

Michel A. Germain

Chopin est mort il y a 170 ans et personne ne s'est sérieusement interrogé sur sa maladie, ni sur la cause de son décès. Beaucoup de médecins considèrent sa maladie respiratoire comme étant la tuberculose pulmonaire. Michel Germain, à la lecture des archives de l'époque, est convaincu qu'il s'agit d'une maladie génétique : la mucoviscidose. Tous les symptômes se recoupent : taille petite et poids plume, infections et affections respiratoires avec toux chronique et intolérances digestives, probable stérilité, hémoptysies avec essoufflement, etc. Tout y est, même ses antécédents familiaux.

(Coll. Médecine à travers les siècles, 142 p., 15,5 euros)

ISBN : 978-2-343-14652-2, EAN EBOOK : 9782140086854

MÉDECINS ET POLITIQUE

Galerie de portraits de médecins politiciens à travers les âges

André Julien Fabre

Préface du Professeur Iradj Gandkbakhch

Les médecins se sont toujours intéressés à la politique. Cette participation a pris, au fil des siècles, les caractères les plus divers, de simple conseiller à dirigeant laissant une empreinte forte dans la vie politique du pays. C'est une galerie de portraits de plus de 300 médecins politiciens, de l'Antiquité à nos jours (de Che Guevara, à Céline et Littré), qui est présentée dans ce livre. Les politiciens vont-ils prendre le contrôle de la médecine ? Médecins et politiciens sont en effet condamnés à travailler ensemble.

(Coll. Médecine à travers les siècles, 286 p., 29,5 euros)

ISBN : 978-2-343-13018-7, EAN EBOOK : 9782140077166

Structures éditoriales du groupe L'Harmattan

L'Harmattan Italie
Via degli Artisti, 15
10124 Torino
harmattan.italia@gmail.com

L'Harmattan Hongrie
Kossuth l. u. 14-16.
1053 Budapest
harmattan@harmattan.hu

L'Harmattan Sénégal
10 VDN en face Mermoz
BP 45034 Dakar-Fann
senharmattan@gmail.com

L'Harmattan Cameroun
TSINGA/FECAFOOT
BP 11486 Yaoundé
inkoukam@gmail.com

L'Harmattan Burkina Faso
Achille Somé – tengnule@hotmail.fr

L'Harmattan Guinée
Almamya, rue KA 028 OKB Agency
BP 3470 Conakry
harmattanguinee@yahoo.fr

L'Harmattan RDC
185, avenue Nyangwe
Commune de Lingwala – Kinshasa
matangilamusadila@yahoo.fr

L'Harmattan Congo
67, boulevard Denis-Sassou-N'Guesso
BP 2874 Brazzaville
harmattan.congo@yahoo.fr

L'Harmattan Mali
Sirakoro-Meguetana V31
Bamako
syllaka@yahoo.fr

L'Harmattan Togo
Djidjole – Lomé
Maison Amela
face EPP BATOME
ddamela@aol.com

L'Harmattan Côte d'Ivoire
Résidence Karl – Cité des Arts
Abidjan-Cocody
03 BP 1588 Abidjan
espace_harmattan.ci@hotmail.fr

L'Harmattan Algérie
22, rue Moulay-Mohamed
31000 Oran
info2@harmattan-algerie.com

L'Harmattan Maroc
5, rue Ferrane-Kouicha, Talaâ-Elkbira
Chrableyine, Fès-Médine
30000 Fès
harmattan.maroc@gmail.com

Nos libraires en France

Librairie internationale
16, rue des Écoles – 75005 Paris
librairie.internationale@harmattan.fr
01 40 46 79 11
www.librairieharmattan.com

Librairie l'Espace Harmattan
21 bis, rue des Écoles – 75005 Paris
librairie.espace@harmattan.fr
01 43 29 49 42

Lib. sciences humaines & histoire
21, rue des Écoles – 75005 Paris
librairie.sh@harmattan.fr
01 46 34 13 71
www.librairieharmattansh.com

Lib. Méditerranée & Moyen-Orient
7, rue des Carmes – 75005 Paris
librairie.mediterranee@harmattan.fr
01 43 29 71 15

Librairie Le Lucernaire
53, rue Notre-Dame-des-Champs – 75006 Paris
librairie@lucernaire.fr
01 42 22 67 13

www.ingramcontent.com/pod-product-compliance
Lightning Source LLC
LaVergne TN
LVHW021215061026
849535LV00008B/2749